Max Klinsmann

Intermittierendes Fasten

Ein sinnvoller Ansatz zur Gewichtsreduktion und Steigerung der körperlichen Leistungsfähigkeit?

Bibliografische Information der Deutschen Nationalbibliothek:

Die Deutsche Nationalbibliothek verzeichnet diese Publikation in der Deutschen Nationalbibliografie; detaillierte bibliografische Daten sind im Internet über http://dnb.d-nb.de abrufbar.

Impressum:

Copyright © Science Factory

Ein Imprint der GRIN Publishing GmbH, München

Druck und Bindung: Books on Demand GmbH, Norderstedt, Germany

Covergestaltung: GRIN Publishing GmbH

Inhaltsverzeichnis

1 Einleitung und Problemstellung 1

2 Zielsetzung 2

3 Gegenwärtiger Kenntnisstand 3

    3.1 Intermittierendes Fasten allgemein 3

    3.2 Varianten von IF 4

    3.3 Messgrößen der Körperzusammensetzung 5

    3.4 Leistungsfähigkeit 6

    3.5 Relevante labormedizinische Parameter des Metabolismus 8

4 Methodik 11

    4.1 Forschungsfrage 11

    4.2 Untersuchungsobjekte 11

    4.3 Konkrete Suchstrategie, Filterung und Quantität der Resultate 12

5 Ergebnisse 18

    5.1 Einfluss von IF auf die Körperzusammensetzung 18

    5.2 Einfluss von IF auf die physische Leistungsfähigkeit 27

    5.3 Einfluss von IF auf die kognitive Leistungsfähigkeit 36

6 Diskussion 40

    6.1 Methodendiskussion 40

    6.2 Ergebnisdiskussion 40

    6.3 Ausblick 44

7 Zusammenfassung 46

Literaturverzeichnis 47

Tabellenverzeichnis 56

1 Einleitung und Problemstellung

Intermittierendes Fasten bezeichnet eine Ernährungsform, bei der das Zeitfenster der Nahrungsaufnahme limitiert wird. Dies kann bei einem täglichen Zyklus beispielsweise eine Fastenzeit von 16 Stunden und ein Nahrungsfenster von 8 Stunden bedeuten (Malinowski et al., 2019). Es handelt sich somit nicht um eine Diät im klassischen Sinne, vielmehr um ein chronologisches Ernährungsprotokoll. Lebensmittelauswahl, Nährstoffverteilung und Energiezufuhr werden hierbei nicht definiert. Studien geben Anzeichen für verschiedenste positive physiologische Auswirkungen einer solchen Ernährungsform – diese reichen von erhöhter Produktion des menschlichen Wachstumshormons (Ho et al., 1988) über Fettverlust (Heilbronn, Smith, Martin, Anton und Ravussin, 2005) bis hin zu höherer Lebenserwartung (Martin, Mattson und Maudsleya, 2006). Die aktuellen Essgewohnheiten unserer Gesellschaft ähneln dieser Ernährungsform nicht. Lediglich 6% der Deutschen verzichten auf das Frühstück (Nestlé, 2009) und zwischen 18 und 19 Uhr wird der größte Anteil der Nahrungsenergie aufgenommen (Wittig, Hummel, Wenzler und Heuer, 2017). Der Anteil übergewichtiger Personen (BMI > 25kg/m^2) lag in Deutschland im Jahr 2017 bei 43,1% bei Frauen bzw. 62,1% bei Männern (Statistisches Bundesamt [StBA], 2017). „Übergewicht und Adipositas sind eine typische Begleiterscheinung [sic] von Wohlstandsgesellschaften und stellen eines der schwerwiegendsten gesundheitspolitischen Probleme dar" (Korczak & Kister, 2013, S.1). In einer Umfrage vom Marktforschungsunternehmen Ipsos (2018) gaben 43% der Bundesbürger (Stichprobe N = 1000) an, bereits mindestens einmal eine spezielle Ernährungsform bzw. Diät ausprobiert zu haben. Lediglich bei wenigen Übergewichtigen haben Diäten und Lebensstiländerungen dauerhaften Erfolg (Korczak & Krister, 2013, S.1). Es bestünde also enormes Potenzial, sollte sich intermittierendes Fasten positiv auf Körperzusammensetzung und Leistungsfähigkeit auswirken und zudem praktikabel sein. Laut einer metaanalytischen Untersuchung von Harris et al. (2018), die verschiedene Varianten von intermittierendem Fasten beleuchtet, ist diese Ernährungsform vor allem langfristig von Vorteil. Um die tägliche Kalorienaufnahme zu reduzieren, greifen auch immer mehr Sportler zu intermittierendem Fasten (Naharudin & Yusof, 2018), doch inwiefern ist dies mit deren Leistungsfähigkeit vereinbar?

2 Zielsetzung

Ziel dieser Arbeit ist es, zu untersuchen, inwiefern verschiedene Formen von intermittierendem Fasten Einfluss auf die Gewichtsreduktion, die Körperzusammensetzung und die körperliche, sowie kognitive Leistungsfähigkeit von Menschen haben können. Hierzu werden Humanstudien, je nach Fragestellung, der letzten fünf bzw. zehn Jahre systematisch ausgewählt und deren Inhalte extrahiert und verglichen. Es soll untersucht werden, welche Stoffwechselprozesse bei längerer Nahrungsabstinenz im Körper stattfinden. Wie wirkt sich Fasten auf labormedizinische Parameter aus? Ist eine solche Ernährungsform langfristig umsetzbar? Es gilt, mögliche Zusammenhänge zwischen Übergewicht und Mahlzeitentiming und Mahlzeitenhäufigkeit zu prüfen. Außerdem ist es Ziel dieser Übersichtsarbeit, die Frage zu beleuchten, inwiefern intermittierendes Fasten im Gegensatz zur klassischen Ernährungsweise der westlichen Staaten unserer menschlichen Physiologie entspricht.

3 Gegenwärtiger Kenntnisstand

Im folgenden Kapitel sollen die Grundbegrifflichkeiten dieses Berichts definiert werden. Die in diesem Review vorgestellten Studien untersuchen die oben genannte Forschungsfrage anhand der Erhebung verschiedener Daten, mit Hilfe derer sich die Körperzusammensetzung oder die Leistungsfähigkeit beurteilen lassen. Zum einen geschieht dies anhand von Messungen der Körperzusammensetzung, zum anderen durch die Messung verschiedener Blutparameter, wie z.b. dem Blutzuckerspiegel. Deren Aufgabe und Bedeutung bezüglich der Forschungsfrage soll in diesem Kapitel ebenfalls kurz erläutert werden.

3.1 Intermittierendes Fasten allgemein

„Das Fasten ist der freiwillige Verzicht auf feste Nahrung und Genussmittel für begrenzte Zeit" (de Toledo et al., 2002, S.189). Intermittierendes Fasten (intermittere = unterbrechen, lateinisch), auch Intervallfasten genannt, beschreibt eine Fastenform, bei der „tage- oder stundenweise auf Nahrung verzichtet [wird]" (Backes, 2018, S.25). Es ergeben sich also zwei alternierende Zeitfenster – eines des Fastens und eines der Nahrungsaufnahme. Ein Zyklus aus den sich abwechselnden fasted state und fed state kann hierbei unterschiedlich lang sein. Neben dem Verzicht auf feste Nahrung bestehen auch Formen von intermittierendem Fasten (IF) bei denen zusätzlich die Flüssigkeitszufuhr unterbunden oder minimiert wird (Dry Fasting oder Ramadan). Außerdem besteht mit Intermittent Caloric Restriction eine weitere Art, bei der die Energieaufnahme periodisch reduziert, jedoch nicht gänzlich unterbunden wird. In dieser Arbeit sollen verschiedene Varianten von IF hinsichtlich der Forschungsfrage betrachtet werden. Diese Varianten werden in Kapitel 3.2 vorgestellt.

„Humans in modern societies typically consume food at least three times daily" (Mattson, Longo & Harvie, 2017). Dies steht in einem starken Kontrast zur längsten Zeit der menschlichen Evolution, als Nahrung nicht jederzeit verfügbar war. Der Mensch entwickelte eine Vielzahl von Adaptionen, die ihm ermöglichen in vorübergehender Abstinenz von Nahrung sowohl physisch als auch mental auf höchstem Niveau zu agieren (Mattson, Longo & Harvie, 2017). Auch mit Voranschreiten der kulturellen Evolution war Fasten stets eine verbreitete Praxis vieler Kulturen und Religionen (Cerqueira, Chausse & Kowaltowski, 2017). Das wieder auflebende Interesse an IF zeigt sich zum einen an einer steigenden Zahl von Studien (Cerqueira, Chausse & Kowaltowski, 2017), zum anderen an einer Welle von Sachbüchern wie

„The Fast Diet" von Mosley und Spencer, Zeitschriftartikeln und Internetseiten (Patterson et al., 2015).

3.2 Varianten von IF

3.2.1 16/8

Die 16/8-Variante sieht vor, dass täglich innerhalb eines Zeitfensters von 8 Stunden gegessen werden darf. Darauf folgt eine Fastenphase von 16 Stunden (Rall, 2017, S.58). Verglichen mit anderen Modellen ist dies eine relativ kurze Fastenzeit. Welche Mahlzeit, ob Frühstück oder Abendessen, hierbei ausgelassen oder verschoben wird, ist frei wählbar. Gleiches gilt für die Anzahl der Mahlzeiten während der 8-stündigen Phase der Nahrungsaufnahme. Ein Beispiel für die 16/8-Variante wäre: Erste Nahrungsaufnahme des Tages beginnt um 12 Uhr, letzte Nahrungsaufnahme des Tages endet um 20 Uhr.

3.2.2 Ramadan (Saum)

Es bestehen eine Vielzahl an Fastenprotokollen, die aus religiösen Gründen verfolgt werden (Patterson et al., 2015). In der Wissenschaft wird oftmals eine der am meisten verbreiteten Formen religiösen Fastens untersucht – das Ramadanfasten. Saum (arabisch) beschreibt das religiöse Fasten muslimischer Menschen während des Ramadan, des Fastenmonats im Islam. Der zeitliche Zyklus des Ramadanfastens ist ebenfalls täglich. Das Fasten beginnt mit dem Aufgang der Sonne und endet mit deren Untergang (Elger, 2018). Vom Sonnenuntergang an kann also bis zum Sonnenaufgang gegessen und getrunken werden. Der Ramadan ist der neunte Monat im islamischen Kalender, welcher sich nicht an der Umkreisung unserer Erde um die Sonne orientiert. Dies bedeutet, dass der Ramadan durch unser Kalenderjahr wandert. Die Länge des täglichen Zeitfensters des Ramadanfastens ist somit davon abhängig, in welche Jahreszeit der Fastenmonat fällt. Außerdem ist die geographische Lage ausschlaggebend. Beim Saum handelt es sich, im Gegensatz zu anderen vorgestellten Fastenformen, neben der Abstinenz von fester Nahrung auch um den Verzicht auf Flüssigkeiten. (Baer-Krause & Illner, 2011).

3.2.3 Sunna

Sunna beschreibt eine Fastenpraxis des Islam, die Musliminnen und Muslimen rät, im Monat Lunar für drei aufeinanderfolgende Tage zu fasten. Das Protokoll selbst gleicht dem des Ramadan (Cherif et al., 2016).

3.2.4 Alternate Day Fasting

Wie der Name dieser Variante verrät, wechselt die fastende Person hierbei zwischen Fastentagen unter komplettem Verzicht auf Energiezufuhr und Nahrungstagen, bei denen ad libitum Nahrung konsumiert werden darf (Patterson et al., 2015).

3.2.5 Intermittent Caloric Restriction (ICR)

In einigen Studien, die in diesem Review betrachtet werden, wird der Begriff „fasting" im Zusammenhang mit periodischer Kalorienreduktion verwendet. Im Gegensatz zum klassischen Fasten, bei dem gänzlich auf Nahrungszufuhr verzichtet wird, ist die Energiezufuhr hierbei meist auf 20-25% des Leistungsumsatzes beschränkt. Diese drastische vorübergehende Kalorienrestriktion findet oftmals in einem Schema von 5:2 statt. Dies bedeutet, dass an fünf Tagen der Woche wie gewohnt gegessen wird und die Einschränkung der Nahrungszufuhr an zwei Tagen der Woche stattfindet (Patterson et al., 2015).

3.3 Messgrößen der Körperzusammensetzung

Ein in Forschungsberichten oft verwendeter Wert, um die Körperzusammensetzung einer Testperson festzustellen ist der Body Mass Index (BMI). Dieser setzt sich aus dem Quotienten des Körpergewichts in Kilogramm und dem Quadrat der Körpergröße in Metern zusammen: BMI = $[kg/m^2]$ (WHO, 2000).„Adipositas ist definiert als eine über das Normalmaß hinausgehende Vermehrung des Körperfetts" (Deutsche Adipositas Gesellschaft [DAG], 2012).Die WHO (2000) definiert einen BMI im Bereich von 18,50 bis 24,99 kg/m^2 als Normalgewicht. Übergewicht wird definiert als BMI zwischen 25,00 und 29,99 kg/m^2 und ein noch höherer Wert klassifiziert Adipositas.

Die Korrelation zwischen BMI und dem Körperfettanteil beträgt zwischen 0,7 und 0,8 (Elmadfa & Leitzmann, 2015, S. 37). Die Tatsache, der BMI repräsentiere eine stets sinnvolle Klassifikation der Fettleibigkeit, ist laut Nutall (2015) ein Irrglaube. Trotzdem ist er dank seiner weltweiten Akzeptanz ein nützlicher Vergleichswert. Der BMI berücksichtigt weder die Körperfettverteilung (Nutall, 2015), noch die Gewichtsverhältnisse zwischen Muskeln, Fett und anderen Körperstrukturen. „Sportler [...] sollten die Ergebnisse aufgrund ihres hohen Anteils an Muskelmasse mit Vorbehalt werten" (von Loeffelholz, 2012, S. 15).

Weitere Mess- und Kalkulationsmethoden der Körperzusammensetzung, die in den Studien dieses Reviews Anwendung finden, sind die Hautfaltendicke-Messung und die bioelektrische Impedanz-Analyse. Bei der Hautfaltendicke-Messung wird Dicke verschiedener Hautfalten anhand eines Kalipers gemessen und in eine Formel eingegeben, die einen Näherungswert für den prozentualen Körperfettanteil (KFA) angibt (Elmadfa & Leitzmann, 2015, S. 39). Bei der bioelektrischen Impedanz-Analyse (BIA) werden ungefährlich niedrige Wechselströme verschiedener Frequenzen durch Gliedmaßen geleitet. Die gemessenen Widerstände werden unter Berücksichtigung der Körpergröße und des Körpergewichts von einem Computer zu Rate gezogen, Fettmasse (höherer Widerstand als Muskelmasse) von Muskelmasse und Körperwasser zu differenzieren und somit den KFA zu errechnen (Elmadfa & Leitzmann, 2015, S. 40).

3.4 Leistungsfähigkeit

Neben den Auswirkungen von IF auf die Gewichtskontrolle soll in diesem Review außerdem der Einfluss von IF auf die menschliche Leistungsfähigkeit betrachtet werden. Hierbei wird zwischen physischer und kognitiver Leistungsfähigkeit unterschieden.

3.4.1 Physische Leistungsfähigkeit

Das Fundament für spezifische sportliche Leistungsfähigkeiten bilden die fünf motorischen Grundfähigkeiten Ausdauer, Kraft, Koordination, Schnelligkeit und Flexibilität. „So ist die sehr spezielle motorische Fähigkeit Explosivkraft, die etwa für den Speerwurf maßgeblich ist, in ihrer Entwicklung durch die motorische Grundfähigkeit Kraft limitiert" (Haber, 2018, S. 116). Die in den Studien dieses Reviews untersuchten Leistungsveränderungen im Rahmen von Fastenperioden stellen spezifische physische Fähigkeiten dar (z.B. die Zeit für einen 5000m-Lauf), die wiederum Resultat einer Kombination verschiedener der fünf motorischen Grundfähigkeiten sind. Das Hauptaugenmerk der untersuchten Studien liegt auf den motorischen Grundfähigkeit Kraft und Ausdauer.

Die Höhe der aufzuwendenden Kraft hängt von ihrer Arbeitsform und der zu haltenden oder zu bewegenden Masse ab. Die Arbeitsformen werden in isometrische Beanspruchung (Haltekraft), konzentrische Beanspruchung (Überwindung von Widerstand unter Muskellängenverkürzung) und exzentrische Beanspruchung (Bremskraft beim Nachgeben) unterteilt (Wonisch, Hofmann, Förster, Hörtnag& Ledl-Kurkowski, 2017,S. 299).

„Unter Ausdauer wird allgemein die psycho-physische Ermüdungswiderstandsfähigkeit des Sportlers verstanden. Sie schließt die Erholungsfähigkeit mit ein"

(Weineck, 2010, S. 229). Die aerobe Ausdauer beschreibt die Fähigkeit der ATP-Resynthese durch Fettsäuren- und Glukoseabbau unter Verbrauch von Sauerstoff. Sie kann quantitativ durch die Messung der maximalen Sauerstoffaufnahme, der VO_{2max} bestimmt werden – je höher diese ist, desto größer ist die aerobe Leistungsfähigkeit (Haber, 2018, S. 117).

Übersteigt der ATP-Abbau die Kapazitäten der oxidativen Resynthese von ATP, so werden zusätzlich anaerob, also sauerstofflos, energiereiche Moleküle gespalten und somit mehr ATP zur Verfügung gestellt. Man spricht dann von anaerober Ausdauer, die beispielsweise anhand von Laktatmessungen beurteilt werden kann (Haber, 2018, S. 118). Weitere Methoden zur Feststellung der Ausdauer sind verschiedene Leistungstests. „Die beiden Wege der Energiebereitstellung – der oxidative und der glykolytische – laufen in der Muskulatur mit unterschiedlichen Anteilen stets gemeinsam ab" (Gimbel, 2014, S. 162), wobei deren Anteile von der Intensität der Belastung abhängen.

Der Punkt, an dem die aerobe Energiebereitstellung der Höhe der Belastungsintensität nicht mehr gewachsen ist, wird anaerobe Schwelle genannt. Er beschreibt die maximale Leistung, bei der Laktatspiegel im Blut gleichbleibend ist. Diese Schwelle ist ein wichtiger Wert der Leistungsdiagnostik (Schmidt, Lang & Heckmann, 2011, S. 859) und findet auch in Studien dieses Reviews Anwendung. Steigt der Laktat-Spiegel im Blut an, so bedeutet dies, dass in der Muskelzelle mehr Pyruvat entsteht, als die Mitochondrien verstoffwechseln können, welches dann zu Laktat reduziert wird und ins Blut diffundiert (Gimbel, 2014, S. 162-163).

3.4.2 Kognitive Leistungsfähigkeit

„Kognitive Leistungsfähigkeitist allgemein als dasVorhandensein nötiger Voraussetzungen definiert, um u. a. Erinnerung, Konzentration, Informationsverarbeitung und Problemlösung zu erbringen und langfristig aufrechtzuerhalten" (Mache & Harth, 2017). Laut Volz, Kasper, Möller, Sachs und Höse (2000) sind kognitive Funktionen bewusste und unbewusste Vorgänge zur Verarbeitung von Informationen. Hierzu gehören Wahrnehmen, Erkennen, Vorstellen, Gedächtnisleistung, Handlungsplanung und Kommunikation. Es ist zu untersuchen, inwiefern Nahrungsabstinenz akut und auch langfristig Einfluss auf diese Funktionen hat.

3.5 Relevante labormedizinische Parameter des Metabolismus

Die Studien dieses Reviews erheben zur Beurteilung der Intervention teilweise labormedizinische Parameter, wieBlutfettwerte, Blutzuckerspiegel und Hormonwerte. Hormone sind aus Aminosäuren oder Lipoiden bestehende Botenstoffe, die von verschiedenen Drüsen produziert und vom Blut transportiert werden. Neben der Regulation von wichtigen Organfunktionen steuern Hormone den Stoffwechsel (=Metabolismus) (Jecklin, 2001, S. 165). Sie haben somit starken Einfluss auf die Gewichtsregulation sowie die Körperzusammensetzung und somit auch auf die Leistungsfähigkeit. Patterson und Sears (2017) konkludieren in ihrer Metaanalyse, dass bereits ein einziges Fastenintervall diese metabolischen Werte beeinflussen kann. Im Folgenden werden die für diese Review relevanten labormedizinischen Parameter des Metabolismus vorgestellt. Von der Vielzahl an Funktionen dieser Stoffe werden lediglich jene beleuchtet, die mit dem menschlichen Stoffwechsel zusammenhängen.

3.5.1 Blutzucker und Glukosetoleranz

Als Blutzucker bezeichnet man die sich im Blut befindliche Glukose (Traubenzucker). Die Konzentration der Glukose im Blut wird Blutzuckerspiegel genannt. Der menschliche Körper strebt stets eine Homöostase des Blutzuckerspiegels an (Hübl, 2005). Glukose dient der Energiebereitstellung und -speicherung in den Zellen und verlässt das Blut somit stetig. Glukose gelangt zum einen durch intestinale Absorption in das Blut. Zum anderen kann bei Nahrungsabstinenz Glukose durch Glykogenolyse aus Glykogenspeichern in Zellen zurückgewonnen werden. Der dritte Weg der Glukosebereitstellung ist die Glukoneogenese, die Formation von Glukose aus Aminosäuren und Laktat. Sie ist innerhalb der ersten nüchternen 8 – 12 Stunden der primäre Mechanismus der Glukosebereitstellung (Aronoff, Berkowitz & Shreiner, 2004). Ein gesunder Nüchternblutzuckerspiegel liegt zwischen 50 mg/dl (2,8 mmol/l) und 100 mg/dl (5,6 mmol/l) (Andreae, Avelini, Berg, Blank & Burk, 2008, S.235). Die zwei Hauptregulatoren des Blutzuckerspiegels sind die Hormone Glukagon und Insulin, auf die in den folgenden Unterpunkten eingegangen wird.

Glukosetoleranz beschreibt die Funktionalität der Glukoseaufnahme. Hierzu gehören die Glukoseresorbtion im Dünndarm, die ausreichende aber nicht übermäßige Freisetzung von Insulin und die ungestörte Empfindlichkeit peripherer Zellen gegenüber dem Insulin, um die Absorption der Glukose in den Zellen zu ermöglichen (Veselinović, 2014, S. 684).

3.5.2 Glukagon

Glukagon, der Antagonist von Insulin, wird im Nüchternzustand im Pankreas und im oberen Teil des Magen-Darmtrakts gebildet. Es fördert sowohl den Abbau des Leberglykogens, als auch den Vorgang der Gluconeogenese, um ein Absinken des Blutzuckerspiegels während des Fastens zu verhindern. Glukagon fördert, im Gegensatz zu seinem Synergisten Adrenalin, den Glykogenabbau in den Muskelzellen nicht (Elmadfa & Leitzmann, 2015, S.194).

3.5.3 Insulin

„Insulin wird infolge des Blutzuckeranstiegs nach Nahrungsaufnahme ausgeschüttet und fördert die Aufnahme von Glukose und Aminosäuren ins Gewebe" (Elmadfa & Leitzmann, 2015, S.57). Ein niedriger Blutzuckerspiegel bei Nahrungsabstinenz fördert die Ausschüttung von Adrenalin, welches wiederum die Insulinausschüttung hemmt. Insulin wird von der Bauchspeicheldrüse gebildet (Jecklin, 2001, S.176). Das Hauptmerkmal des Stoffwechsels vieler übergewichtiger Personen ist ein gestörter Insulinstoffwechsel, da Übergewicht zu einer erhöhten Insulinproduktion führt und umgekehrt. Die Anzahl der membrangebunden Insulinrezeptoren, die die Wirkung des Hormons erst zulassen und Zellen zur Nährstoffaufnahme bewegen, nimmt mit dauerhaft erhöhtem Insulinspiegel ab. Die benötigte Insulinmenge, um den Blutzuckerspiegel im Rahmen zu halten, wird somit immer höher, man spricht von Insulinresistenz (Elmadfa & Leitzmann, 2015, S.639). Die andauernde Überbelastung der Bauchspeicheldrüse kann im weiteren Verlauf zur Ermüdung dieser und somit zu einer unzureichenden Insulinproduktion führen, dieses Krankheitsbild nennt sich Diabetes Mellitus Typ 2 (Elmadfa & Leitzmann, 2015, S.664).

3.5.4 Leptin

Leptin (griechisch, leptos = dünn) ist ein Peptidhormon, das in den Fettzellen gebildet wird. Die Menge der Leptinsekretion ist proportional zur Größe der Fettzellen. (Elmadfa, Leitzmann, 2015, S. 56). Eine Gewichtsreduktion führt folglich zu einer Minderung des Leptinspiegels. Die Ausschüttung dieses Hormons ist nachts am höchsten. „Zumindest teilweise könnten die tageszeitlichen Veränderungen der Leptinsekretion durch Nahrungszufuhr begründet sein" (Weck & Fischer, 1997). Der Haupteffekt von Leptin ist ein erhöhtes Sättigungsgefühl und somit eine verminderte Nahrungszufuhr. Genetisch bedingter Leptinmangel führt beim Menschen zu Übergewicht. (Elmadfa & Leitzmann, 2015, S. 57).

3.5.5 Adiponektin

Ein weiteresPeptidhormon, das hauptsächlich in Fettzellen produziert wird, ist das Adiponektin. Bei übergewichtigen Personen ist die Adiponektinproduktion gehemmt, wird jedoch bei Gewichtsverlust wieder normalisiert. Das Hormon fördert die Fettoxidation in Leber- und Skelettmuskelzellen (Winkler, Picó& Ahrens, 2010). Auf lange Sicht fördert es hingegen die Insulinsensitivität im Fettgewebe (Fu, Luo, Kleion & Garvey, 2005) und trägt somit möglicherweise zu einer Gewichtszunahme bei.

3.5.6 Triiodthyronin (T_3)

„Triiodthyronin wird in der Schilddrüse gebildet und gehört zu den lebenswichtigen Hormonen, da es [...] den Stoffwechsel nahezu sämtlicher Körperorgane reguliert" (Hubl, 2019, S. 2356). Ein erhöhter T_3-Spiegel bewirkt einen beschleunigten Abbau von Körperfett, eine Cholesterinreduktion, einen beschleunigten Kohlenhydratabbau und eine Steigerung der Glukoneogenese, also der Kohlenhydratbildung aus Proteinen (Hubl, 2019, S. 2356-2357). T_3 stimuliert den Grundumsatz und kann somit ohne bewegungsinduzierten Energieumsatz zur Gewichtsreduktion beitragen. Bei Stress und Krankheit ist eine T_3-Reduktion zu beobachten (Kleine & Rossmanith, 2014, S. 253).

3.5.7 Kortisol

Kortisol ist ein in der Nebennierenrinde produziertes Hormon, dessen Sekretion zirkadianer Periodik unterliegt (Wirtz, 2014, S. 888) und somit möglicherweise durch das Ernährungsverhalten beeinflusst werden kann (Oosterman, Kalsbeek, la Fleur & Belsham, 2015). Kortisol stimuliert die Glukoneogenese und hemmt die Glukoseaufnahme in den peripheren Zellen. Es fördert die Lipolyse, hemmt die Proteinbiosynthese und stimuliert die Proteolyse. Das Hormon aktiviert somit katabole (abbauende) Stoffwechselvorgänge.

4 Methodik

4.1 Forschungsfrage

Diese Arbeit ist ein systematisches Review. Es werden anhand einer Literaturrecherche folgende Zusammenhänge untersucht:

- Einfluss von IF auf die Körperzusammensetzung
- Einfluss von IF auf die physische Leistungsfähigkeit
- Einfluss von IF auf die kognitive Leistungsfähigkeit

4.2 Untersuchungsobjekte

Im Folgenden wird dargestellt, wie die zu betrachtende Literatur ausgewählt wird. Hierbei werden die verwendeten Suchmaschinen genannt. Außerdem wird die Auswahl von Operatoren, Kriterien und Filtern beschrieben und begründet.

4.2.1 Allgemeine Vorgehensweise und verwendete Suchmaschinen

Zur Auswahl der zu untersuchenden Literaturquellen, werden in PubMed, der Datenbank des National Center for Biotechnology Information, Suchen durchgeführt. Ein wissenschaftlicher Anspruch ist somit gewährleistet. Es wird mit booleschen Operatoren gearbeitet. Daraufhin werden nacheinander verschiedene Filter angewendet, um nur die relevanten Quellen darzustellen und die Suchergebnisse auf eine vorher gewählte Mengenspannweite zu reduzieren. Sollten die Quellen in PubMed nicht als Volltext vorhanden sein, werden diese über Google und Google Scholar anhand der Eingabe des vollen Titels gesucht. Im Idealfall findet sich auf diese Weise eine ungekürzte Fassung der Literatur. Die Suche findet ausschließlich in englischer Sprache statt. Es wird darauf geachtet, dass möglichst diverse Formen von IF untersucht werden, um auch die Länge der jeweiligen Fastenperiode unter den Aspekten der Forschungsfrage zu untersuchen.

4.2.2 Einschlusskriterien

Im Folgenden werden Einschlusskriterien erläutert, die für die Suchergebnisse aller vier untersuchten Zusammenhänge gelten.

- Es handelt sich um eine Studie an Menschen
- Die Versuchspersonen sind 19 Jahre alt oder älter

- Die Versuchspersonen einer Studie weisen kein gemeinsames Krankheitsbild auf
- Die Studie oder der Bericht ist in vollem Umfang in englischer oder deutscher Sprache verfügbar
- Die Studie ist jünger als 5 Jahre

4.2.3 Ausschlusskriterien

Im Folgenden werden Ausschlusskriterien erläutert, die für die Suchergebnisse aller vier untersuchten Zusammenhänge gelten.

- Die Auswirkungen von IF auf Diabetes oder andere Krankheiten ist Hauptgegenstand der Studie oder des Berichts
- IF wird zusammen mit anderen Faktoren in Bezug auf den untersuchten Zusammenhang betrachtet

4.3 Konkrete Suchstrategie, Filterung und Quantität der Resultate

4.3.1 Einfluss von IF auf die Körperzusammensetzung

Um den Einfluss von IF auf die Körperzusammensetzung zu betrachten, sollen 6-12 Studien und Berichte untersucht werden. Da es sich bei Anführungszeichen um boolesche Operatoren handelt, die für die Suche auf PubMed essentiell sind, werden im Folgenden als Tribut an die Leserlichkeit Suchbegriffe und Operatoren kursiv dargestellt. Zu Beginn erfolgt eine Suche nach *("fat loss" OR "weight loss" OR "weight reduction" OR "body composition") AND "intermittent fasting"*. In der Klammer befinden sich drei Begriffe, die versuchen, die häufigsten Formulierungen für die Betrachtung der Gewichtskontrolle abzudecken. Sie werden durch den booleschen Operator *OR* getrennt, da jeweils eine dieser Formulierungen auf einen zielführenden Inhalt schließen würde. Mit dem Operator *AND* wird „*intermittent fasting*" angeschlossen, um sicherzugehen, dass sich beide Faktoren, deren Zusammenhang überprüft wird, in der Literatur wiederfinden. Die weitere Vorgehensweise wird tabellarisch dargestellt. Die Tabelle versteht sich chronologisch von oben nach unten.

Methodik

Suche nach (Datum: 17.08.19)	("fat loss" OR "weight loss" OR "weight reduction" OR "body composition") AND "intermittent fasting"
Trefferzahl	116
Filter	Species: Humans
Trefferzahl	65
Filter	Ages: 19+
Trefferzahl	33
Filter	Publication dates: 5 years
Trefferzahl	26
Problem	Einige Treffer beziehen sich auf die Auswirkungen von Kraft- oder Ausdauertraining im Zusammenspiel mit IF auf die Physiologie. Dies ist nicht Gegenstand dieser Arbeit.
Strategie	Der Suche werden mittels des booleschen Operatoren *NOT* die Begriffe *exercise* und *training* angefügt. Diese werden somit zum Ausschlusskriterium für die Suche.
Geänderte Suche	*("fat loss" OR "weight loss" OR "weight reduction" OR "body composition") AND "intermittent fasting" NOT exercise NOT training*
Trefferzahl	16
Problem	Einige Treffer untersuchen die Forschungsfrage in Bezug auf Menschen, die an jeweils bestimmten Krankheiten leiden. Hierbei handelt es sich um Diabetes, Multiple Sklerose und Psoriasis-Arthritis. Diese sind nicht Gegenstand dieser Arbeit.
Strategie	Der Suche werden mittels des booleschen Operatoren *NOT* die Begriff *diabetes*, „*psoriatic arthritis*" und „*multiple sclerosis*" angefügt. Diese werden somit zum Ausschlusskriterium für die Suche.
Geänderte Suche	*("fat loss" OR "weight loss" OR "weight reduction" OR "body composition") AND "intermittent fasting" NOT exercise NOT training NOT diabetes*
Trefferzahl	8

Tab. 1: Handlungsabfolge der Literaturauswahl zum Thema „Einfluss von IF auf die Körperzusammensetzung" in PubMed

Einer der acht Treffer, eine Studie von Tinsly, Moore & Graybeal (2018) mit dem Titel „Reliability of hunger-related assessments during 24-hour fasts and their relationship to body composition and subsequent energy compensation" bietet keine Untersuchungen, die bezüglich der Forschungsfrage dieser Arbeit relevant sind und wird somit ausgeschlossen. Es bleiben sieben Treffer.

4.3.2 Einfluss von IF auf die physische Leistungsfähigkeit

Zunächst soll der Einfluss von IF auf die motorische Fähigkeit Kraft untersucht werden. Da bei einer ersten Suche nach *strength AND "intermittent fasting"* deutlich wird, dass viele Studien und Berichte sowohl Kraft als auch Ausdauer unter dem Einfluss von IF betrachten und somit mehrere Ergebnisse liefern, werden diese Forschungsfragen gemeinsam gesichtet und jeweils differenziert betrachtet. Zu diesem Thema sollen

5-8 Studien und Berichte untersucht werden. Zu Beginn erfolgt eine Suche nach *("athletic performance" OR endurance OR strength OR power) AND "intermittent fasting"*. In den Klammern befinden sich vier Begriffe, die versuchen, die häufigsten Formulierungen für die Betrachtung von Kraft und Ausdauer abzudecken. Sie werden durch den booleschen Operator *OR* getrennt, da jeweils eine dieser Formulierungen auf einen zielführenden Inhalt schließen würde. Mit dem Operator *AND* wird „intermittent fasting" angeschlossen, um sicherzugehen, dass sich beide Faktoren, deren Zusammenhang überprüft wird, in der Literatur wiederfinden. Die weitere Vorgehensweise wird tabellarisch dargestellt. Die Tabelle versteht sich chronologisch von oben nach unten.

Suche nach (Datum: 17.08.19)	("athletic performance" OR endurance OR strength OR power) AND "intermittent fas-ting"
Trefferzahl	32
Filter	Species: Humans
Trefferzahl	19
Filter	Ages: 19+
Trefferzahl	9
Filter	Publication dates: 10 years
Trefferzahl	8
Problem	Ein Treffer bezieht sich auf die kognitive Leistungsfähigkeit in Ruhe und während sportlicher Betätigung. Dies ist Gegenstand der Forschungsfrage von 4.2.3.3.

Methodik

Suche nach (Datum: 17.08.19)	("athletic performance" OR endurance OR strength OR power) AND "intermittent fas-ting"
Strategie	Der Suche wird mittels des booleschen Operatoren *NOT* der Begriff *cognitive* angefügt. Dieser wird somit zum Ausschlusskriterium für die Suche.
Geänderte Suche	*("athletic performance" OR endurance OR strength OR power) AND "intermittent fas-ting" NOT cognitive*
Trefferzahl	7

Tab. 2: Handlungsabfolge der Literaturauswahl zum Thema „Einfluss von IF auf die physische Leistungsfähigkeit" in PubMed

Die Probanden der Studie von Chaouachi et al. (2009) sind zwischen 17 und 19 Jahren alt. Es handelt sich also um eine fehlerhafte Filterung der Suchmaschine. Da es sich bei den Probanden allerdings um Leistungssportler, die nur knapp unter das Ausschlusskriterium „18 Jahre und älter" fallen, wird die Studie nicht ausgeschlossen. Gleiches gilt für die Studie von Dannecker et al. (2013). Die Studie von Guerrero-Morilla et al. (2013) ist trotz des englischsprachigen Titels im Volltext nur auf Spanisch verfügbar und wird daher ausgeschlossen. Es bleiben sechs Treffer.

Die in Kapitel 4.3 dargestellten Suchvorgänge führen nach Berücksichtigung der Ausschlusskriterien zu 14 Studien und einer Metaanalyse, welche sich mit verschiedenen Varianten von IF auseinandersetzt. In der folgenden Tabelle wird dargestellt, wie oft die jeweiligen Varianten von IF durch die Studien beleuchtet werden.

Variante	Körperzusammensetzung	Physische Leistungsfähigkeit	Kognitive Leistungsfähigkeit
Alternate Day Fasting	1		
Mealskipping		1	
Ramadan / Sunna	2	3	1
16/8	2	1	
ICR	3		
Nüchternes Training		1	

Tab. 3: Anzahl der Ergebnisse je Variante von IF

4.3.3 Einfluss von IF auf die kognitive Leistungsfähigkeit

Um den Einfluss von IF auf die kognitive Leistungsfähigkeit zu betrachten, sollen 3-5 Studien und Berichte untersucht werden. Zu Beginn erfolgt eine Suche nach (*"cognitive performance"* OR *„cognitive functions"*) AND *"intermittent fasting"*. In den Klammern befinden sich zwei Begriffe, die versuchen, die häufigsten Formulierungen für die Betrachtung von kognitiver Leistungsfähigkeit abzudecken. Sie werden durch den booleschen Operator OR getrennt, da jeweils eine dieser Formulierungen auf einen zielführenden Inhalt schließen würde. Mit dem Operator AND wird *„intermittent fasting"* angeschlossen, um sicherzugehen, dass sich beide Faktoren, deren Zusammenhang überprüft wird, in der Literatur wiederfinden. Die weitere Vorgehensweise wird tabellarisch dargestellt. Die Tabelle versteht sich chronologisch von oben nach unten.

Suche nach (Datum: 17.08.19)	("cognitive performance" OR „cognitive funtions") AND "intermittent fasting"
Trefferzahl	14
Filter	Species: Humans
Trefferzahl	6
Filter	Ages: 19+
Trefferzahl	5
Filter	Publication dates: 10 years
Trefferzahl	5
Problem	Ein Treffer bezieht sich auf die kognitive Leistungsfähigkeit in Zusammenhang mit IF während physischer Aktivität. Ein weiterer Treffer bezieht sich auf die kognitive Leistungsfähigkeit in Zusammenhang mit IF unmittelbar nach Sprints. Dieser Zusammenhang ist nicht Gegenstand dieser Arbeit.
Strategie	Der Suche werden mittels der booleschen Operatoren *NOT* die Begriffe *„physical exercise"* und *sprints* angefügt. Diese werden somit zum Ausschlusskriterium für die Suche.

Suche nach (Datum: 17.08.19)	("cognitive performance" OR „cognitive funtions") AND "intermittent fasting"
Geänderte Suche	("cognitive performance" OR „cognitive fun-tions") AND "intermittent fasting" NOT „physical exercise" NOT sprints
Trefferzahl	3

Tab. 4: Handlungsabfolge der Literaturauswahl zum Thema „Einfluss von IF auf die kognitive Leistungsfähigkeit" in PubMed

Einer der drei Treffer, die Studie Horne, Muhlestein & Anderson (2015)mit dem Titel „Health effects of intermittent fasting: hormesis or harm? A systematic review" bietet keine Untersuchungen, die bezüglich der Forschungsfrage relevant sind und wird somit ausgeschlossen. Es bleiben zwei Treffer. Da es sich beim zweiten Treffer um eine Metaanalyse mit hohem Informationsgehalt handelt, wird die Anzahl der Treffer trotz des Zieles von 3-5 Ergebnissen als ausreichend eingestuft.

5 Ergebnisse

Im Folgenden werden die Ergebnisse der systematischen Literaturrecherche dargestellt. Sie geht der Frage nach, ob und welche Zusammenhänge zwischen IF und der Körperzusammensetzung, der physiologischen Leistungsfähigkeit und der kognitiven Leistungsfähigkeit bestehen. Unterteilt nach den Fragestellungen werden nun die jeweiligen Studien, die über die in Kapitel 4 beschrieben Kriterien ausgewählt wurden, zusammengefasst vorgestellt und anschließend genauer beschrieben. Es sei angemerkt, dass sich einige Studien mit mehr als einer der drei Fragestellungen (5.1-5.3) beschäftigen. Die Sortierung der Literatur in diesem Kapitel ist analog zur Suchmethodik. Bei der folgenden Literaturzusammenfassung liegt das Augenmerk auf den Forschungsfragen dieses Reviews. Einige Studien beschäftigen sich darüber hinaus mit anderen Fragen bezüglich des Fastens. Sind diese Aspekte der Berichte für dieses Review nicht relevant, werden sie nicht beleuchtet.

5.1 Einfluss von IF auf die Körperzusammensetzung

Tabelle 5 beschreibt die Auswahl der Versuchspersonen, den Versuchsaufbau und welche Variante des Fastens die jeweiligen Studien untersuchten.

Autoren, Erscheinungsjahr	Titel	Variante des Fastens	Versuchspersonen	Versuchsaufbau
Alsubheen et al. (2017)	The effects of diurnal Ramadan fasting on energy expenditure and substrate oxidation in healthy men	Ramadan, 18/6	N:17 EG: 9 KG: 8 weiblich: 0% männlich: 100% Alter: über 18	Quasi-experimentelles Design, Längsschnittstudie
Schübel et al. (2016)	The effects of intermittent caloric restriction on metabolic health: Rationale and study design of the HELENA Trial	ICR	N: 150 ICR: 50 CCR: 50 KG: 50 weiblich: 50% männlich: 50%	Experimentelles Design, Längsschnittstudie

Autoren, Erscheinungsjahr	Titel	Variante des Fastens	Versuchspersonen	Versuchsaufbau
Sundfør, Svendsen &Tonstad (2018)	Effect of intermittent versus continuous energy restriction on weight loss, maintenance and cardiometabolic risk: A randomized 1-year trial	ICR	N: 112 EG: 56 KG: 56 weiblich: 50% männlich: 50% Alter: 21-70	Experimentelles Design, Längsschnittstudie
Antoni, Johnston, Collins & Robertson (2018)	Intermittent v. continuous energy restriction: differential effects on postprandial glucose and lipid metabolism following matched weight loss in overweight/obese participants	ICR	N:27 EG: 15 KG: 12 weiblich: 52% männlich: 48% Alter: 43-49	Experimentelles Design, Längsschnittstudie
López-Bueno, González-Jiménez, Navarro-Prado, Montero-Alonso & Schmidt-RioValle (2014)	Influence of age and religious fasting on the body composition of Muslim women living in a westernized context	Ramadan, 14/10	N:62 Gruppe 1 (18-30 Jahre): 29 Gruppe 2 (>30 Jahre): 33 weiblich: 100% männlich: 0% Alter: 18-61	Quasi-experimentelles Design mit zwei Gruppen, Längs-schnittstudie
Appleton & Baker (2015)	Distraction, not hunger, is associated with lower mood and lower perceived work performance on fast compared to non-fast days during intermittent fasting	ICR	N:16 weiblich: 100% männlich: 0% Alter: 18-22	Quasiexperimentelles Design ohne Kontrollgruppe, Längsschnittstudie

Ergebnisse

Autoren, Erscheinungsjahr	Titel	Variante des Fastens	Versuchspersonen	Versuchsaufbau
Gabel, Hoddy & Varady (2019)	Safety of 8-h time restricted feeding in adults with obesity	16/8	N: 23 weiblich: k.A. männlich: k.A. Alter: 25-65	Quasiexperimentelles Design ohne Kontrollgruppe, Längsschnittstudie

Tab. 5: Übersicht der vorgestellten Studien zum Thema "Einfluss von IF auf die Körperzusammensetzung"

Tabelle 6 beschreibt den Versuchsinhalt, welche Daten erhoben wurden und das Ergebnis der jeweiligen Studie.

Autoren, Erscheinungsjahr	Versuchsinhalt	Datenerhebung	Ergebnis
Alsubheen et al. (2017)	EG: Ramadan KG: Kein Fasten	Physiologische Messungen vor und nach der Ramadanperiode	Ramadanfasten führt zu einer Gewichtsreduktion
Schübel et al. (2016)	Gruppe 1: ICR Gruppe 2: CCR Gruppe 3: KG (keine Kalorienrestriktion)	Physiologische und anthropometrische Messungen zu Beginn und nach allen Phasen der Studie	Keine Unterschiede zwischen ICR und CCR bezüglich der Blutparameter des Insulin- und Fettstoffwechsels und der Gewichtsreduktion
Sundfør, Svendsen & Tonstad (2018)	EG: ICR KG: CCR	Physiologische Messungen zu Beginn und am Ende der 12-monatigen Studie	Ähnlicher Gewichtsverlust bei ICR und CCR
Antoni, Johnston, Collins & Robertson (2018)	EG: ICR KG: CCR	Physiologische Messungen zu Beginn und nach Erreichen einer Körpergewichtsreduktion von 5%	Geringer Vorteil von ICR gegenüber CCR in der Dauer des Erreichens einer Gewichtsreduktion von 5%
López-Bueno, González-Jiménez, Navarro-Prado, Montero-Alonso & Schmidt-RioValle (2014)	Beide Gruppen: Ramadan	Physiologische Messungen zu Beginn und nach dem Ramadan	Ramadanfasten führt zu einer Gewichtsreduktion, stärkere Gewichtsreduktion bei älterer Gruppe mit höherem BMI

Ergebnisse

Autoren, Erscheinungsjahr	Versuchsinhalt	Datenerhebung	Ergebnis
Appleton & Baker (2015)	ICR für eine Woche, Referenzmessung später ohne ICR	Skalierte Abfragen zu Befindlichkeiten	ICR erhöht Hunger und wirkt sich negativ auf Stimmung, Aufmerksamkeit und Arbeitsleistung aus
Gabel, Hoddy & Varady (2019)	12 Wochen lang 16/8, tägliche Messungen	Messung von Körpergewichten, Blutbild und skaliertes Abfragen verschiedener Symptome	16/8-Fasten ist gesundheitlich sicher/unbedenklich für Übergewichtige und führt trotz beliebiger Nahrungsaufnahme zu Gewichtsreduktion

Tab. 6: Übersicht der Ergebnisse zum Thema "Einfluss von IF auf die Körperzusammensetzung"

5.1.1 Alsubheen et al. (2017)

In der Studie von Alsubheen et al. (2017) wurden verschiedene physiologische Parameter im Rahmen des Ramadanfastens betrachtet. Die für diese Übersichtsarbeit relevanten Werte waren zum einen Körpermasse in kg, Fettmasse in kg, Magermasse in kg und der hieraus resultierende Körperfettanteil in %. Zum anderen trugen die Versuchspersonen activity tracker, um deren Energieumsatz im Rahmen von sportlichen Aktivitäten zu bestimmen. Außerdem mussten die Versuchspersonen Ernährungsprotokolle führen, um deren tägliche Energieaufnahme festzustellen. Die Parameter der Körperzusammensetzung wurden vor und nach dem Ramadan bestimmt. Bei den 17 Teilnehmern der Studie handelte es sich um gesunde, sportlich inaktive Männer mit einem BMI unter 35. Neun dieser Männer waren praktizierende Muslime (täglich fastende Experimentalgruppe, EG), acht Männer bildeten die nicht-fastende Kontrollgruppe (KG). Das Experiment wurde 2015 in Neufundland durchgeführt. Angesichts der Geographie und der kalendarischen Lage des Ramadan (16.07. - 17.06.15) ergaben sich Fastenzeiten von ca. 18 Stunden pro Tag. Tabelle 7 veranschaulicht die Ergebnisse des Experiments.

	EG			KG		
Messwert	Prä	Post	Differenz	Prä	Post	Differenz
Tägliche Energieaufnahme in kcal	2162	1815	-347	2184	2013	-171
Täglicher Energieumsatz im Rahmen sportlicher Aktivität in kcal	171	175	+4	254	330	+76

Ergebnisse

	EG			KG		
Messwert	Prä	Post	Differenz	Prä	Post	Differenz
Körperfettanteil in %	29,6	28,8	-0,8	23,9	24,9	+1,0
Fettmasse in kg	25,7	24,3	-1,4	21,3	22,2	+0,9
Magermasse in kg	57,3	56,5	-0,8	65,5	65,0	-0,5

Tab. 7: Prä- und Postmessungen von EG und KG (modifiziert nach Alsubheen et al., 2017)

Es wird ersichtlich, dass die EG im Gegensatz zur KG einen Gewichtsverlust zu verzeichnen hatte, der sich aus Fett- und Magermasse zusammensetzte. Der Autor beschreibt, dass die Energieaufnahme, die sich in der EG während des Ramadans stetig reduziert hat, hierfür ausschlaggebend sein könnte.

5.1.2 Schübel et al. (2016)

Schübel et al. (2016) untersuchten die physiologischen Auswirkungen intermittierender Kalorienrestriktion (ICR) gegenüber kontinuierlicher Kalorienrestriktion (CCR) und einer Kontrollgruppe, deren Energiezufuhr nicht eingeschränkt wurde. 150 Übergewichtige Personen (BMI >25 kg/m²) wurden zufällig in diese drei Gruppen unterteilt. Die Studie erstreckte sich über ein Jahr, welches aus einer 12-wöchigen Interventionsphase, einer 12-wöchigen Erhaltungsphase und einer 24-wöchigen Nachverfolgungsphase bestand. Tabelle 8 veranschaulicht die Interventionen und Ergebnisse des Experiments.

Gruppen	Intervention	Körpergewicht nach Intervention	Körpergewicht am Ende der Studie
ICR-Gruppe	Kaloriendefizit von 75% an zwei Tagen der Woche, resultierendes wöchentliches Kaloriendefizit von 20%	-7,1%	-5,2%
CCR-Gruppe	Tägliches Kaloriendefizit von 20%	-5,3%	-4,9%
KG	Kein Kaloriendefizit	-3,3%	-1,7%

Tab. 8: Durchschnittliche Veränderungen im Körpergewicht (modifiziert nach Schübel, 2018)

Schübel et al. (2018) beschreiben im Forschungsbericht außerdem, dass der Großteil der biologischen Blutparameter des Insulin- und Fettstoffwechsels nach der Interventionsphase in beiden Gruppen Veränderungen aufwies, jedoch keine signifikanten Unterschiede zwischen ICR- und CCR-Gruppe bestanden. Sie schlussfolgern, dass ICR und CCR ebenbürtige Herangehensweisen sind, um Gewicht und metabolische Gesundheit zu verbessern.

5.1.3 Sundfør, Svendsen & Tonstad (2018)

Die Studie von Sundfør, Svendsen & Tonstad (2018) vergleicht intermittierende und stetige Kalorienreduktion anhand adipöser Menschen (BMI 30-45 kg/m^2). Die 112 Probandinnen und Probanden, zwischen 21 und 70 Jahren, hälftig weiblich bzw. männlich, wurden zufällig in KG und EG zugeteilt. Die EG war angewiesen, an zwei nicht aufeinanderfolgenden Tagen in der Woche die Kalorienzufuhr um 400 kcal (weiblich) bzw. 600 kcal (männlich) zu reduzieren. Das wöchentliche Kaloriendefizit der KG war dasselbe, es wurde jedoch gleichmäßig auf die ganze Woche verteilt. Das Ernährungsprotokoll wurde sechs Monate lang verfolgt. Daraufhin folgte eine Gewichtserhaltungsphase von weiteren sechs Monaten. Beide Gruppen verzeichneten nach 12 Monaten Verbesserungen des Hüftumfangs, des Blutdrucks, der Triglyzerid-Werte und des HDL-Cholesterinwertes. In beiden Gruppen wurde ein ähnlicher Gewichtsverlust festgestellt. Die KG berichtete allerdings von einem stärkeren Hungergefühl. Dieses wurde durch eine nummerische Skala abgefragt.

5.1.4 Antoni, Johnston, Collins & Robertson (2018)

Antoni, Johnston, Collins und Robertson (2018) untersuchten ebenfalls den Unterschied zwischen stetiger und intermittierender Kalorienreduktion. Hauptaugenmerke dieser Studie lagen auf Glukose- und Fettstoffwechsel und Gewichtsreduktion. Probanden dieser Studie waren 27 übergewichtige (durchschnittlicher BMI: 30 kg/m^2) Frauen und Männer. Die EG, welcher 15 Personen zufällig zugeteilt wurden, erreichte ihr wöchentliches kalorisches Defizit innerhalb von zwei Tagen, während die KG ein stetiges Kaloriendefizit verfolgte. Beide Gruppen nahmen ca. 22% weniger Nahrungsenergie auf. Fettmasse, fettfreie Masse, Umfänge und postprandiale (lat., nach dem Essen) Blutwerte wurden zu Beginn des Experiments und nach Erreichen der Gewichtsreduktion von 5% gemessen. Keine der beiden Gruppen wiesen im Längsschnitt der Studie einen veränderten Blutzuckerspiegel auf, beide Gruppen wiesen einen reduzierten Insulinspiegel auf. Die EG-Gruppe unterschied sich in der relativen Veränderung des C-Peptid-Wertes von der KG. Das C-Peptid ist ein Nebenprodukt der Insulinproduktion, das jedoch langsamer als Insulin abgebaut wird (Bidlingsmaier, 2019). Die EG konnte außerdem schneller eine Gewichtsreduktion von 5% verzeichnen (EG: 41-80, Ø59 Tage, KG: 48-121, Ø73 Tage).

5.1.5 López-Bueno, González-Jiménez, Navarro-Prado, Montero-Alonso & Schmidt-RioValle (2014)

In den Ramadanmonaten von 2012 und 2013 untersuchten spanische Wissenschaftler die Körperzusammensetzung von 62 muslimischen, Ramadan-praktizierenden Frauen vor und nach deren Fastenperiode (López-Bueno, González-Jiménez, Navarro-Prado, Montero-Alonso & Schmidt-RioValle, 2014). Untersuchungsort war Melilla, eine spanische Exklave an der nordafrikanischen Küste. Der Ramadan fiel in den Jahren 2012 und 2013 auf die Monate Juli und August, womit sich eine tägliche Fastenzeit von ca. 14 Stunden ergab. Vor und nach dem Ramadan wurden bei den Frauen Hüftumfang, Taillenumfang, Hautfaltendicke an drei Stellen (zur manuellen Bestimmung des Körperfettanteils) und Gewicht gemessen. Außerdem wurde mittels bioelektrischer Impedanzwaage ein weiterer Wert für den Körperfettanteil ermittelt. Die Probandinnen wurden in zwei Gruppen unterteilt, eine von 18-30 Jahren und eine von über 30 Jahren. Die folgende Tabelle veranschaulicht die Mittelwerte der gemessenen Parameter beider Gruppen vor und nach dem Ramadan.

Messwerte	18-30 Jahre		>30 Jahre	
	vorher	nachher	vorher	nachher
Körpergewicht in kg	59,9	59,4	73,3	71,9
Körperfettanteil in % (berechnet nach Siri)	30,5	30,8	37,3	37,0
Körperfettanteil in % (mittels bioelektrischer Impedanzwaage)	25,7	25,0	37,7	37,0
Taillen-Hüft-Quotient	0,90	0,90	0,92	0,92

Tab. 9: Prä- und Postmessungen beider Gruppen (modifiziert nach López-Bueno, González-Jiménez, Navarro-Prado, Montero-Alonso & Schmidt-RioValle, 2014)

Bis auf den Taillen-Hüft-Quotienten waren bei beiden Gruppen Veränderungen in der Körperzusammensetzung zu verzeichnen, während die ältere Gruppe deutlicher an Gewicht verlor. Die Autoren weisen darauf hin, dass beim Vergleich beider Altersgruppen die Ausgangspositionen in Betracht zu ziehen sind. Gruppe 2 begann das Experiment mit einem um 12 Prozentpunkte höheren Körperfettanteil und war somit anfälliger für eine Gewichtsreduktion. Die Essgewohnheiten vor dem Experiment hätten laut Autoren möglicherweise in Betracht gezogen werden müssen.

5.1.6 Appleton & Baker (2015)

Appleton und Baker untersuchten 2015 den Einfluss von IF auf Laune, Hungergefühl, Aufmerksamkeit und selbstwahrgenommene Arbeitsfähigkeit. Diese Studie ist in diesem Kapitel unterm dem Aspekt der Praktikabilität und Nachhaltigkeit von IF für Gewichtsverlust zu betrachten. Da sie auch die Aufmerksamkeit und wahrgenommene Leistungsfähigkeit der Probandinnen protokolliert, ist sie vom nächstfolgenden Kapitel nicht abzugrenzen. In der Studie wurden 16 gesunde Frauen zwischen 18 und 22 Jahren angewiesen, an zwei aufeinanderfolgenden Tagen nicht mehr als jeweils 500kcal zuzuführen. An beiden Abenden wurden die Probandinnen um 18:00 Uhr nach den oben genannten Befindlichkeiten befragt und sollten diese auf einer Skala von 0 bis 100 bewerten. Für Referenzwerte wurden die Befragungen an zwei aufeinanderfolgenden Tagen eine Woche später (ohne Kalorienreduktion) wiederholt. Die folgende Tabelle zeigt die Ergebnisse des Experiments.

Wert	Fastentag 1	Fastentag 2	Referenztag 1	Referenztag 2
Momentanes Hungergefühl	78	71	53	31
Hungergefühl über den Tag	74	76	45	34
Momentane Unaufmerksamkeit	75	79	42	47
Unaufmerksamkeit über den Tag	63	67	37	38
Positive Stimmung	30	27	44	50
Negative Stimmung	21	25	20	22
Arbeitsleistung	31	32	51	58

Tab. 10: Bewertungsergebnisse der Probandinnen (modifiziert nach Appleton & Baker, 2015)

Die Befragungsergebnisse zeigen einen klaren umgekehrt proportionalen Zusammenhang zwischen Kalorienzufuhr und den Werten des Hungergefühls, der Unaufmerksamkeit und der negativen Stimmung. Arbeitsleistung und positive Stimmung waren an Fastentagen geringer, als an Referenztagen.

5.1.7 Gabel, Hoddy & Varady (2019)

In der Studie von Gabel, Hoddy und Varady (2019) wurden 23 übergewichtige Personen (BMI: 30-45 kg/m^2) im Alter von 25 bis 65 Jahren angewiesen, zwölf Wochen lang täglich 16 Stunden zu fasten. Das Zeitfenster der Nahrungsaufnahme, in dem ad libitum gegessen werden durfte, wurde auf 10:00 bis 18:00 Uhr festgelegt. Zwischen 18:00 und 10:00 Uhr war es den Probanden lediglich gestattet, kalorienfreie Getränke zu sich zu nehmen. Die Studie überprüfte die Sicherheit des 16/8-Fastenprotokolls für übergewichte Personen anhand von 19 verschiedenen Blutwerten, zehn abgefragten Symptomen einer Essstörung und 12 abgefragten Nebenwirkungen. Bei den Symptomen handelte es sich unter anderem um Angst vor Übergewicht, emotionales Essen, binge eating und Depression. Die Nebenwirkungen umfassten unter anderem Schwindel, Erbrechen, Durchfall, Verstopfung, schlechten Atem, Müdigkeit, Schwäche und Gereiztheit. Außerdem wurden die Probanden wöchentlich gewogen.

Die Energieaufnahme wurde jeweils sieben Tage lang zu Beginn und in der letzten der zwölf Wochen protokolliert. Ihr Grundumsatz wurde morgens mittels eines Handkalorimeters gemessen. Im Schnitt reduzierte sich das Körpergewicht der Probanden um 2,6%, während der Grundumsatz gleich blieb. Die durchschnittliche Energieaufnahme verringerte sich um 341 kcal/d, während die Makronährstoffverteilung gleich blieb. Es konnte in keinem der Blutparameter eine signifikante Veränderung festgestellt werden. Gleiches gilt für die abgefragten Symptome einer Essstörung und Nebenwirkungen. Die Autoren folgern, dass 16/8-Fasten für Übergewichtige unbedenklich ist, da sowohl mentale als auch physiologische Aspekte über einen Zeitraum von zwölf Wochen unverändert blieben.

5.2 Einfluss von IF auf die physische Leistungsfähigkeit

Tabelle 11 beschreibt die Auswahl der Versuchspersonen, den Versuchsaufbau und welche Variante des Fastens die jeweiligen Studien untersuchten.

Autoren, Erscheinungsjahr	Titel	Variante des Fastens	Versuchspersonen	Versuchsaufbau
Moro et al. (2016)	Effects of eight weeks of time-restricted feeding (16/8) on basal metabolism, maximal strength, body composition, inflammation, and cardiovascular risk factors in resistance-trained males	18/6	N:34 EG: 17 KG: 17 weiblich: 0% männlich: 100% Alter: 25-33	Experimentelles Design, Längsschnittstudie
Cherif et al. (2016)	Three Days of Intermittent Fasting: Repeated-Sprint Performance Decreased by Vertical-Stiffness Impairment	Sunna	N:21 weiblich: 0% männlich: 100% Alter: 23-36	Quasiexperimentelles Design ohne Kontrollgruppe, Längsschnittstudie
Naharudin & Yusof (2018)	The effect of 10 days of intermittent fasting on Wingate anaerobic power and prolonged high-intensity time-to-exhaustion cycling performance	Mealskipping (Auslassen des Mittagessens)	N:20 EG: 10 KG: 10 weiblich: 0% männlich: 100% Alter: 19-22	Experimentelles Design, Längsschnittstudie
Dannecker et al. (2013)	The effect of fasting on indicators of muscle damage	8h lang vor dem Training keine Nahrung	N:29 EG: 19 KG: 10 weiblich: 41% männlich: 59% Alter: 18-25	Experimentelles Design, Längsschnittstudie

Ergebnisse

Autoren, Erscheinungsjahr	Titel	Variante des Fastens	Versuchspersonen	Versuchsaufbau
Chaouachi et al. (2009)	Effect of Ramadan intermittent fasting on aerobic and anaerobic performance and perception of fatigue in male elite judo athletes	Ramadan	N: 15 weiblich: 0% männlich: 100% Alter: 17-19	Quasi-experimentelles Design, Längsschnittstudie
Brisswalter et al. (2011)	Effects of Ramadan intermittent fasting on middle-distance running performance in well-trained runners	Ramadan	N: 18 EG: 9 KG: 9 weiblich: k. A. männlich: k. A. Alter: 21-26	Experimentelles Design, Längsschnittstudie

Tab. 11: Übersicht der vorgestellten Studien zum Thema "Einfluss von IF auf die physische Leistungsfähigkeit"

Tabelle 12 beschreibt den Versuchsinhalt, welche Daten erhoben wurden und das Ergebnis der jeweiligen Studie.

Autoren, Erscheinungsjahr Erscheinungsjahr	Versuchsinhalt	Datenerhebung	Ergebnis
Moro et al. (2016)	EG: 16/8 KG: Kein Fasten	Physiologische Messungen am Anfang und am Ende des Experiments	16/8 führt zu einer Abnahme des Körpergewichts während Muskelmasse und Maximalkraft erhalten wird
Cherif et al. (2016)	Sprints ohne Fasten und nach dem Fasten	Kontrollmessung nach Sprints ohne Fasten und Interventionsmessung nach Sprints nach dreitägigem Fasten	Sunna-Fasten reduziert die Leistungsfähigkeit von Sprintern signifikant und wirkt sich im Zusammenhang mit Sprints auf den Insulinstoffwechsel aus

Ergebnisse

Autoren, Erscheinungsjahr Erscheinungsjahr	Versuchsinhalt	Datenerhebung	Ergebnis
Naharudin & Yusof (2018)	EG: Ausdauertests am Nachmittag ohne Mittagessen KG: Ausdauertests ohne Fasten	Blutentnahme, Urinprobe, Körperanalyse auf Impedanzwaage, Ausdauertest auf Maximalleistung und Ausdauertest auf Zeit	Für Sportler bedarf es bei IF einer gewissen Adaptionszeit, um die Leistungsfähigkeit wiederherzustellen; IF in Verbindung mit einem Kaloriendefizit führt zur Leistungsminderung im intensiven Ausdauerbereich
Dannecker et al. (2013)	Tests infolge von standardisiertem Krafttraining von EG und KG	Blutentnahme, Befragung, Armumfang, Ellbogenwinkel, isometrische Kraftmessung	Nüchternes Training beeinflusst regenerationsrelevante Blutparametern wie Stickstoffmonoxid
Chaouachi et al. (2009)	Tests zu Beginn und in der letzten Woche von Ramadan	Vier verschiedene Fitnesstests	Im Laufe des Ramadan kommt es zu einer geringen Verminderung der anaeroben laktaziden Leistungsfähigkeit, während die aerobe Leistungsfähigkeit gleich bleibt
Brisswalter et al. (2011)	zwei Testsession à vier Tests je zu Beginn und in der letzten Woche von Ramadan	Atemschwellentest zur Beurteilung der maximalen Sauerstoffaufnahme, isometrischer, sechsminütiger Lauftest an der aeroben Schwelle, 5000m-Lauf	Ramadanfasten erhöht den Blutlaktatwert während Belastungen an der aerobe Schwelle und mindert dadurch die Ausdauerleistungsfähigkeit

Tab. 12: Übersicht der Ergebnisse zum Thema "Einfluss von IF auf die physische Leistungsfähigkeit"

5.2.1 Moro et al. (2016)

Die Studie von Moro et al. (2016) untersuchte die Auswirkungen von IF mit dem Schema 16/8 im Zusammenspiel mit standardisiertem Krafttraining in EG und KG. 34 Männer (Alter 25-33) mit mindestens 5 Jahren Krafttrainingserfahrung (3-5 Mal pro Woche) wurden zufällig in EG und KG unterteilt. Die Probanden berichteten vor

Beginn des Experiments über ihre tägliche Kalorienzufuhr. Diese wurde während des Experiments beibehalten, jedoch in beiden Gruppen strikt auf drei Mahlzeiten verteilt. Dies veranschaulicht Tabelle 13.

	EG			KG		
Zeitpunkte der Mahlzeiten	13:00 Uhr	16:00 Uhr	20:00 Uhr	08:00 Uhr	13:00 Uhr	20:00 Uhr
Prozentualer Anteil der täglichen Kalorienmenge	40%	25%	35%	25%	40%	35%

Tab. 13: Zeitpunkte der Mahlzeiten und prozentualer Anteil der täglichen Kalorienmenge für EG und KG (modifiziert nach Moro et al., 2016)

Über die gesamten acht Wochen des Experiments führten die Probanden Krafttraining in einem über sieben Tage verteilten 3er-Split durch. In diesem Split wurden alle großen Muskelgruppen mit Wiederholungszahlen zwischen sechs und acht (85-90% vom 1-RM) trainiert. Die Trainingszeit wurde auf 16:00 - 18:00 Uhr festgelegt, somit trainierte keine der beiden Gruppen im nüchternen Zustand. Die Datenerhebung fand zu Beginn des Experimentes und am Ende der acht Wochen statt. Tabelle 14 veranschaulicht die Mittelwerte der Messungen der anthropometrischen Daten und der Kraftwerte, welche anhand eines 1-RM-Tests ermittelt wurden. In den Klammern sind die Standartabweichungen dargestellt. Die Signifikanz ermittelten die Autoren anhand eines Zweistichproben-t-Tests, bei dem ein p>0,05 als insignifikant galt.

	EG			KG		
Zeitpunkt	Beginn	Ende	Signifikanz	Beginn	Ende	Signifikanz
Fettfreie Masse in kg	73,08 (3,88)	73,72 (4,27)	>0,05 (n.s.)	73,93 (3,59)	74,41 (3,59)	>0,05 (n.s.)
Fettmasse in kg	10,90 (3,51)	9,28 (2,47)	0,0005	11,36 (4,5)	11,05 (4,27)	>0,05 (n.s.)
Armmuskulatur in cm^2	48,52 (3,80)	49,37 (3,66)	>0,05 (n.s.)	48,93 (4,05)	50,17 (6,27)	>0,05 (n.s.)
Oberschenkelmuskulatur in cm^2	148,00 (34,87)	153,77 (36,83)	>0,05 (n.s.)	150,26 (22,21)	157,35 (32,56)	>0,05 (n.s.)

	EG			KG		
Zeitpunkt	Beginn	Ende	Signifikanz	Beginn	Ende	Signifikanz
1-RM Bankdrücken	107,08 (18,01)	110,36 (16,53)	>0,05 (n.s.)	109,82 (14,72)	110,57 (15,11)	>0,05 (n.s.)
1-RM Beinpresse	282,80 (30,11)	290,00 (27,77)	>0,05 (n.s.)	298,56 (25,76)	309,00 (68,94)	>0,05 (n.s.)

Tab. 14: Mittelwerte der Datenerhebung und Signifikanzwerte zu anthropometrischen Messungen und Krafttests in EG und KG (modifiziert nach Moro et al., 2016)

Aus der Tabelle geht hervor, dass die EG im Schnitt mehr Fettmasse verloren hat und ihre 1-RM-Werte im Bankdrücken besser steigern konnte als die KG. Beide Gruppen konnten an fettfreier Masse zulegen. Neben diesen Werten maßen die Wissenschaftler unter anderem den morgendlichen respiratorischen Quotienten (RQ), der das Verhältnis der ausgeatmeten Kohlenstoffdioxidmenge zur aufgenommenen Sauerstoffmenge beschreibt (Meyer, 2004). Während in der KG keine Verbesserung des RQ festzustellen war, konnte dieser in der EG von 0,83 auf 0,81 reduziert werden. Die aufgenommene Sauerstoffmenge erhöhte sich also im Verhältnis zur ausgeatmeten Kohlenstoffdioxidmenge. Anhand des RQ wurde außerdem der Grundumsatz der Probanden errechnet, welcher in beiden Gruppen über den Versuchszeitraum gleich blieb. Weitere Veränderungen fanden die Forscher im Hormonstatus der Probanden, welcher durch Blutanalysen bestimmt wurde. Tabelle 15 veranschaulicht die Mittelwerte der Messungen der Hormonwerte von leistungs- und stoffwechselrelevanten Hormonen und des Blutzuckerspiegels.

	EG		KG	
Zeitpunkt	Beginn	Ende	Beginn	Ende
Blutzucker (mg/dL)	96,64	85,92	95,21	96,02
Insulin (mU/mL)	2,78	1,77	2,56	2,22
Leptin (ng/mL/kg)	0,21	0,20	0,24	0,24
Adiponectin (µg/mL)	11,8	13,9	10,8	10,9
T_3 (ng/dL)	83,21	74,32	81,12	82,35
Cortisol (ng/mL)	174,25	186,05	191,24	185,78

Tab. 15: Prä- und Postmessungen von Blutparametern in EG und KG (modifiziert nach Moro et al., 2016)

Bemerkenswerte Ergebnisse der Blutwerte sind vor allem die Reduktion des Nüchterninsulins und der Anstieg des Kortisolspiegels in der EG.

5.2.2 Cherif et al. (2016)

In der Studie von Cherif et al. (2016) wurden 21 sportlich aktive, muslimische Männer anhand eines Sprinttests auf dem Laufband auf verschiedene Werte getestet. Jeder Proband besuchte das Labor hierbei drei Mal. Einmal für eine Probe- und Gewöhnungsmessung, einmal für eine Kontrollmessung und einmal für die Interventionsmessung mit jeweils einer Woche Pause zwischen den Tests. Die Interventionsmessung wurde am dritten aufeinanderfolgenden Fastentag (Sunna) vor dem Fastenbrechen durchgeführt. Die Fastendauer, welche auch die Abstinenz von Flüssigkeitszufuhr miteinschloss, lag bei ca. 14 Stunden. Bei der Kontrollmessung, die sieben Tage vorher durchgeführt wurde, waren die Probanden angewiesen, ihre letzte Mahlzeit 5 Stunden vor den Sprinttests zu sich zu nehmen. Der Sprinttest bestand aus zwei Sätzen von fünf 5-sekündigen Maximalsprints mit 25 Sekunden Pause zwischen den Sprints und drei Minuten Pause zwischen beiden Sätzen. Tabelle 16 stellt die Durchschnittswerte aller jeweils 10 Sprints der gemessenen Parameter der Leistungsfähigkeit der Sprinter dar.

Wert	Kontrollmessung	Interventionsmessung
Maximalgeschwindigkeit in m/s	6,06	5,91
Durchschnittsgeschwindigkeit in m/s	4,37	4,23
Maximale Leistung in Watt	1427	1370
Durchschnittliche Leistung in Watt	1127	1083
Vertikale Steifigkeit in kN/m	84,30	80,01
VCOM (Vertical Center of Mass displacement in cm)	2,64	2,79
FI (Fatigue Index)	9,78	10,74

Tab. 16: Durchschnittliche leistungsspezifische Ergebnisse der Kontroll- und Interventionsmessung (modifiziert nach Cherif et al., 2016)

Bis auf den FI konnte in allen leistungsspezifischen Parametern nach dreitägigem Fasten eine signifikante Minderung festgestellt werden. Die vertikale Steifigkeit, die mit ausschlaggebend für die Sprintgeschwindigkeit ist (Mattes, Manzer, Ritthaler, Reischmann, & Buckwitz, 2018), verhielt sich, betrachtet man die einzelnen Sprintmessungen, proportional zur Geschwindigkeit. Außerdem untersuchte die Studie Biomarker vor- und nach den Sprinteinheiten. Gemessen wurden diese sowohl bei der Kontrolleinheit (KE), als auch nach dem Fasten, bei der Interventionseinheit (IE). Der Blutzuckerspiegel stieg während der IE stärker an (im Mittel 5,0 -

> 7,4 mmol/L), als während der KE (5,6 -> 6,9 mmol/L). Bei der KE verringerte sich durch die Sprints der Insulinspiegel (17,5 -> 12,9 uU/mL), während dieser bei der IE anstieg (6,8 -> 9,2 uU/mL).

5.2.3 Naharudin & Yusof (2018)

Das Ziel der Studie von Naharudin und Yusof (2018) war es, die Auswirkungen von zehn Tagen IF auf die Leistungsfähigkeit bei intensiven Ausdauerbelastungen zu erforschen. 20 sportlich aktive Studenten zwischen 19 und 22 Jahren waren Probanden der Studie. Tabelle 17 veranschaulicht den Tagesablauf der zufällig und hälftig eingeteilten Experimental- und Kontrollgruppe.

	Experimentalgruppe	Kontrollgruppe
Frühstück	06:00 Uhr	06:00 Uhr
Mittagessen	Kein Mittagessen	12:00 Uhr
Blutentnahme, Urinprobe, Körperanalyse auf Impedanzwaage	15:00 Uhr	15:00 Uhr
Ausdauertests	Im Anschluss	Im Anschluss
Weitere Blutentnahme	Im Anschluss	Im Anschluss
Snack	17:00 Uhr	17:00 Uhr
Abendessen	20:00 Uhr	20:00 Uhr
Snack	21:30 Uhr	21:30 Uhr

Tab. 17: Tagesablauf der Studienteilnehmer (Naharudin & Yusof, 2018)

Das fehlende Mittagessen der EG führte zu einem 40-prozentigen Kaloriendefizit, während sich die KG in einer neutralen Kalorienbilanz befand. Während der zehn Tage des Experimentes wurden an jedem zweiten Tag zwei Ausdauertests auf dem Fahrradergometer durchgeführt – zum einen der Wingate-Test, zum anderen ein time-to-exhaustion-Test im Hochintensitätsbereich. Beim Wingate-Test handelt es sich um eine 30-sekündige laktazide und anaerobe Maximalbelastung. Hierbei werden in 10s-Abschnitten Gesamtleistung, Maximalleistung und Sauerstoffverbrauch gemessen und somit die anaerobe Ausdauer der Testperson beurteilt (Bar-Or, 1987). Beim time-to-exhaustion-Test wird festgestellt, wie lange eine Testperson eine gegebene Leistung aufrechterhalten kann (Baron Biosystems, 2019). Im Fall dieser Studie handelte es sich hierbei um eine Mindestleistung von 55 Umdrehungen pro Minuten (Widerstand nicht genannt). Tabelle 18 beschreibt die durchschnittlichen Marker der Leistungsfähigkeit beider Gruppen an Tag 0 und Tag 10 des Experiments.

	Tag 0	Tag 10
Wingate-Test (in Watt)		
KG	913	927
EG	847	861
Time-to-exhaustion-Test (in min)		
KG	10,53	10,38
EG	11,14	9,29

Tab. 18: Messwerte an Tag 0 und Tag 10 des Experiments (modifiziert nach Naharudin & Yusof, 2018)

Das Experiment konnte ein grundsätzliches Leistungsdefizit der EG gegenüber der KG feststellen, welches sich allerdings während der zehn Tage des Experiments bezüglich des hochintensiven Wingate-Tests nicht vergrößerte. Im time-to-exhaustion-Test hingegen waren starke Leistungseinbußen der EG während des Experimentes zu verzeichnen. Hierbei ist zu erwähnen, dass an Tag 2 die Durchschnittszeit der EG lediglich 7,55 min betrug. Über die weiteren vier Messungen konnte sich die EG-Gruppe kontinuierlich steigern. Die Autoren schlussfolgern, dass Adaptionsprozesse nach mindestens zehn Tagen dafür sorgen, die Leistungsfähigkeit während IF wiederherzustellen. Außerdem konnten sie feststellen, dass Körpergewicht und Triglyzerid in der EG mit jeder Messung geringer wurden, während beim Blutzuckerspiegel und dem Laktatwert keine Unterschiede zwischen den Gruppen zu beobachten war.

5.2.4 Dannecker et al. (2013)

Excercise-induced muscle damage (EIMD), also übungsinduzierte Muskelschäden, äußern sich durch Symptome, die von unmittelbar nach der Belastung bis hin zu 14 Tagen später auftreten können. Für Sportler ist hierbei die Hauptkonsequenz ein Verlust von Muskelmasse, Muskelfunktion und Auftreten von Muskelkater (Owens, Twist, Colby, Howatson & Close, 2019). Messbare Symptome sind ein Anstieg in passiver Muskelspannung, lokale Entzündung in Form von Schwellung und ein Anstieg intramuskulärer Proteine im Blut (Howatson & Someren, 2008). Dannecker et al. (2013) untersuchten, ob IF positive Auswirkungen auf EIMD hat. Die 29 untrainierten Probanden wurden in eine EG (N =19) und eine KG unterteilt. Die EG konsumierte acht Stunden vor den Tests keine Nahrung, lediglich Wasser. Die KG hingegen führte vier Stunden vor den Tests eine Mahlzeit mit ca. 800 kcal zu sich. Beide Gruppen führten zu Beginn des Experiments drei Sätze mit je 12

Wiederholungen Bizepcurls mit maximaler exzentrischer Kontraktion durch, um EIMD zu induzieren. Die Datenerhebung fand vor dem Training, danach und an vier darauffolgenden Tagen statt. Bei den skaliert bewerteten Muskelkater-Schmerzen (in Ruhe, in Bewegung und unter isometrischer Belastung) konnten keine Unterschiede zwischen EG und KG festgestellt werden. Gleiches gilt für den Armumfang, den Ellbogenwinkel und die isometrische Kraft. In den Blutproben der EG war eine höhere NO-Konzentration (Stickstoffmonoxid) und eine niedrigere TNFa-Konzentration (Tumornekrosefaktor Alpha) auffällig. Stickstoffmonoxid fördert die Regeneration von Muskelzellen, indem es die Satellitenzellen aktiviert (Anderson, 2000). Der Tumornekrosefaktor Alpha behindert die Muskelregeneration (Moresi et al., 2009).

5.2.5 Chaouachi et al. (2009)

2009 untersuchten Chaouachi et al. die Auswirkungen von Ramadanfasten auf die aerobe und anaerobe Leistungsfähigkeit von Judoka der tunesischen Judo-Juniorennationalmannschaft (Alter 17-19). Während des Untersuchungszeitraumes, also während des Ramadan, behielten die Sportler ihr Training unverändert bei. Messungen zu Beginn und am Ende des Ramadan zeigten, dass sich weder beim 30m-Sprint, Shuttle-Run-Test, Squat Jump noch beim Countermovement Jump die anaerob, alaktazide Leistungsfähigkeit verminderte. Beim 30-Second-Repeated-Jump-Test mussten die Probanden innerhalb von 30 Sekunden so oft und so hoch wie möglich springen. Die Leistung wurde hierbei durch die kummulierte Zeit ohne Bodenkontakt und die Anzahl der Sprünge beurteilt. Im Verlaufe der Untersuchung kam es zu einer geringen Verminderung der durchschnittlichen mechanischen Leistung (0,3 W/kg) und somit der anaeroben laktaziden Leistungsfähigkeit. Außerdem wurde die Ausdauerleistungsfähigkeit anhand eines Multistage-Shuttlerun-Tests festgestellt, bei dem Probanden auf einer 20m langen Bahn hin und her rennen und jeweils in vorgegebener Zeit die Endlinie berühren müssen. Jede Minute erhöht sich die Vorgabegeschwindigkeit um 0,5 km/h. Kann die Testperson das Tempo nicht mehr aufrechterhalten, wird aus Endgeschwindigkeit und Alter eine Annäherung der VO_{2max} errechnet (Leger, Mercier, Gadoury & Lambert, 1988). Die Resultate dieses Test änderten sich im Verlaufe des Ramadan nicht signifikant (3,61 +/- 0,43 -> 3,68 +/- 0,58 l/min).

5.2.6 Brisswalter et al. (2011)

Brisswalter et al. (2013) unterteilten 18 trainierte Mittelstreckenläufer (20-26 Jahre) in EG und KG. Die EG praktizierte Ramadanfasten, die KG ernährte sich wie gewohnt. Ziel war es, die Auswirkungen von Ramadanfasten auf die Mittelstreckenlaufleistung (5000m) und die mit ihr assoziierten physiologischen Parameter zu beobachten. Jeder Teilnehmer absolvierte zwei Testsessions à vier Tests. Die gleichaufgebauten Testsessions (eine zu Beginn und eine in der letzten Woche des Ramadan) beinhalteten einen Atemschwellentest zur Beurteilung der maximalen Sauerstoffaufnahme, einen isometrischen Krafttest der Oberschenkelextensoren, einen sechsminütigen Lauftest an der aeroben Schwelle und einen 5000m-Lauf. Beide Gruppen führten dasselbe tägliche Training aus. Die täglich aufgenommene Kalorienmenge beider Gruppen blieb unverändert. Bezüglich der Laufeffizienz und der maximalen aeroben Leistungsfähigkeit konnten keine Auswirkungen von IF festgestellt werden. Gleiches gilt für die Körperzusammensetzung. Am Ende des Ramadan konnten in der EG ein durchschnittlicher Rückgang der MVC (maximale willkürliche Muskelkontraktion) um 3,2% und der Maximalgeschwindigkeit bei VO_{2max} um 12% festgestellt werden. Die maximale Sauerstoffaufnahme selbst blieb in beiden Gruppen unverändert. Außerdem verschlechterte sich die 5000m-Zeit der EG um 5%. Dies bringen die Autoren mit eine Erhöhung der Blutlaktatwerte in Verbindung.

5.3 Einfluss von IF auf die kognitive Leistungsfähigkeit

Tabelle 19 beschreibt die Auswahl der Versuchspersonen, den Versuchsaufbau und welche Variante des Fastens die jeweiligen Studien untersuchten.

Autoren, Erscheinungsjahr	Titel	Variante des Fastens	Versuchspersonen	Versuchsaufbau
Cherif, Roelands, Meeusen & Chamari (2016)	Effects of Intermittent Fasting, Caloric Restriction, and Ramadan Intermittent Fasting on Cognitive Performance at Rest and During Exercise in Adults	divers	divers	Metaanalyse

Ergebnisse

Autoren, Erscheinungsjahr	Titel	Variante des Fastens	Versuchspersonen	Versuchsaufbau
Harder-Lauridsen, Pederso & Krogh-Madsen (2017)	Ramadan model of intermittent fasting for 28d had no major effect on body composition, glucose metabolism, or cognitive functions in healthy lean men	Ramadan	N:10 weiblich: 0% männlich: 100% Alter: 18-35	Quasiexperimentelles Design ohne Kontrollgruppe, Längsschnittstudie

Tab. 19: Übersicht der vorgestellten Studien zum Thema "Einfluss von IF auf die kognitive Leistungsfähigkeit"

Tabelle 20 beschreibt den Versuchsinhalt, welche Daten erhoben wurden und das Ergebnis der jeweiligen Studie.

Autoren, Erscheinungsjahr	Versuchsinhalt	Datenerhebung	Ergebnis
Cherif, Roelands, Meeusen & Chamari (2016)	Vergleich von 149 Studien	keine	IF fördert die kognitive Leistungsfähigkeit durch Verbesserungen der Nervenfunktion und der Glukosetoleranz; Akute, durch IF induzierte Hypoglykämie beeinträchtigt die kognitive Leistungsfähigkeit
Harder-Lauridsen, Pederso & Krogh-Madsen (2017)	Tests vor und nach einer Kontrollphase sowie vor und nach Ramadan	Tests für kognitive Leistungsfähigkeit	Ramadanfasten wirkt sich nicht chronisch auf die kognitive Leistungsfähigkeit aus

Tab. 20: Übersicht der Ergebnisse zum Thema "Einfluss von IF auf die kognitive Leistungsfähigkeit"

5.3.1 Cherif, Roelands, Meeusen & Chamari (2016)

Im Jahr 2016 untersuchten Cherif, Roelands, Meeusen und Chamari die Auswirkungen von IF (im Gegensatz zur klassischen Kalorienrestriktion) auf die kognitive Leistungsfähigkeit von Athleten während des Trainings und in Ruhe anhand eines metaanalytischen Reviews. Dafür haben die Forscher 149 Forschungsberichte eingeschlossen, die zum einen der oben genannten Forschungsfrage nachgehen und zum anderen hierbei relevante medizinische Zusammenhänge untersuchen oder erklären. Die Studien untersuchten verschiedene Fastenprotokolle. Im Folgenden werden die Kernaussagen des Reviews dargestellt:

- Sport und Ernährung beeinflussen fundamentale Prozesse der neuronalen Plastizität (Meeusen, 2014). Unter neuronaler Plastizität versteht man die „Fähigkeit des zentralen Nervensystems, seine funktionelle und strukturelle Organisation aktuellen Gegebenheiten anzupassen" (Hötting, 2012). Die neuronale Plastizität ist essentieller Faktor der Lern- und Gedächtnisfähigkeit (Meeusen, 2014). Laut Vaynman, Ying, Wu & Gomez-Pinilla (2006) ist einer ihrer Einflussnehmer brain-derived neurotrophic factor (BDNF). Neben der Einflussstärke von BDNF auf die neuronale Plastizität, wirkt es sich außerdem positiv auf Synapsenbildung, Synapsenerhaltung (Mattson, 2008) und deren Übertragungseffizienz aus (Knaepen, Goekint, Heyman & Meeusen, 2010).
- IF stimuliert die Synthese von BDNF im Hippocampus, der Großhirnrinde und im Striatum (Vasconcelos et al., 2014). Außerdem unterdrückt IF die Wirksamkeit von entzündungsfördernden Zytokinen und kann somit kognitive Defizite verhindern, die sonst von jenen Zytokinen ausgelöst würden (Lapchak, Araujo & Hefti, 1993).
- IF führt zu einer stetigen Verbesserung der Glukosetoleranz und somit zu einer Verbesserung der Kognition (Amigo & Kowaltowski, 2014).
- Die meisten systematischen, internistischen Veränderungen, die IF hervorruft, schützen vor Schädigung des Gehirns (Amigo & Kowaltowski, 2014). Darunter auch die Reduktion von Entzündungswerten (Amigo & Kowaltowski, 2014) und die Verbesserung des Fettstoffwechsels (Bruss, Khambatta, Ruby, Aggarwal & Hellerstein, 2010).
- IF kann zu Unterzuckerung führen, welche in einer akuten Verschlechterung der Großhirnfunktion resultiert (Draelos et al., 1995) – sogar moderate Hypoglykäme (2,6 – 3,9 mmol/L) führt zu einer starken Abnahme der kognitiven Leistungsfähigkeit bei schwierigen Aufgaben (Warren & Frier, 2005).

- Sportliche Aktivität kann gleichermaßen wie IF zur positiven Entwicklung neuronaler Plastizität beitragen (Dishman et al., 2006). Allerdings kommen die Forscher zu dem Schluss, dass die Menge an Studien zur Untersuchung der Auswirkung von IF in Kombination mit physischer Aktivität noch gering ist und treffen keine Aussage über mögliche synergistische Effekte von IF und körperlicher Aktivität bezüglicher kognitiver Leistungsfähigkeit.

5.3.2 Harder-Lauridsen, Pederso & Krogh-Madsen (2017)

In der Studie von Harder-Lauridsen, Pederso und Krogh-Madsen (2017) wurden zehn nicht übergewichtige (BMI < 25 kg/m^2) Männer zwischen 18 und 35 Jahren an drei Zeitpunkten auf kognitive Leistungsfähigkeit getestet. Die Tests fanden zu Beginn des Ramadan, danach und vor einer Kontrollperiode, die unmittelbar vor dem Fastenmonat lag und dessen Länge (28 Tage) entsprach, statt. Die Studie bewertete also nicht die Leistungsfähigkeit akut nach dem Fasten (nüchtern), sondern die Veränderungen während der Fastenperiode. Während der Interventionsphase, also während des Ramadan, belief sich die tägliche Länge der Abstinenz von Nahrung und Flüssigkeit auf 14 Stunden. Die Testpersonen absolvierten zu jedem Testzeitpunkt eine Reihe neuropsychologischer Gedächtnistests, Aufmerksamkeitstests und Tests der exekutiven Funktionen. Weder in der Kontroll- noch in der Interventionsphase konnten bei diesen Tests signifikante Veränderungen beobachtet werden.

6 Diskussion

Dieses Review schließt 14 Studien und eine Metaanalyse ein, um der Forschungsfrage nachzugehen, die in drei Aspekte differenziert ist. Die verwendete Methodik und die in Kap. 5 dargestellten Ergebnisse werden im Folgenden analog zur bisherigen Gliederung diskutiert. Außerdem soll IF anhand der Ergebnisse auf Praktikabilität überprüft werden.

6.1 Methodendiskussion

Die kritische Auseinandersetzung mit diesem Review soll bereits bei der Forschungsfrage selbst beginnen. Mit Fortschreiten der Zusammenfassungen der Ergebnisse deutete die Komplexität der Themengebiete auf eine möglicherweise zu breit gefächerte Forschungsfrage hin. Die Aufteilung des Themas auf drei einzelne Fragestellungen innerhalb dieses kurzen Reviews beeinträchtigt die detaillierte Betrachtung komplexer Zusammenhänge.

Um wissenschaftlichem Anspruch zu genügen, wurden die Forschungsberichte dieses Reviews ausschließlich nach objektiven Kriterien und Mechanismen via PubMed zusammengetragen. Daraus ergaben sich zum Teil relevantere und zum Teil weniger relevante Ergebnisse. Im Verlaufe der weiteren Recherche, die diente, um Zusammenhänge zu verstehen und erläutern zu können, kamen informative Forschungsberichte zum Vorschein. Diese konnten aber aufgrund der strengen Methodik nicht als Ergebnisse vorgestellt werden.

Innerhalb der Ergebnisse wäre eine größere Diversität verschiedener Varianten von IF wünschenswert gewesen. So werden längere Fastenperioden (über 24 Stunden) nicht betrachtet und 6 von 14 Studien handeln von derselben Fastenform, dem Ramadan.

6.2 Ergebnisdiskussion

6.2.1 Einfluss von IF auf die Körperzusammensetzung

Um die Wirksamkeit von IF auf die Körperzusammensetzung zu interpretieren, sind die Ergebnisse stets in Zusammenhang mit der Energiebilanz der Probanden zu betrachten, denn diese ist Primärfaktor der Veränderung des Körpergewichts beim Menschen (Howell & Kones, 2017). Es ist somit nicht überraschend, dass die KG (kein Kaloriendefizit) in der Studie von Schübel et al. (2016) gegenüber der

Experimentalgruppen (vorgegebenes Kaloriendefizit) weniger an Körpergewicht verlor.

IF scheint Auswirkungen auf die unbewusste Kalorienzufuhr und somit auf die Gewichtsregulation zu haben. So war in den Studien von Alsubheen et al. (2017) und von Gabel, Hoddy & Varady (2019) den fastenden Probanden während des Nahrungsfensters eine unbegrenzte Nahrungszufuhr gestattet, jedoch konsumierten diese im Schnitt ca. 340 kcal/d weniger als zuvor. Das hieraus bei gleichbleibender körperlicher Aktivität entstehende Kaloriendefizit resultiert dann in Gewichtsverlust. Somit ist IF ein sinnvoller Ansatz zur Gewichtsreduktion.

Der Einfluss von IF auf die Nahrungszufuhr scheint bei höherem BMI größer zu sein (López-Bueno, González-Jiménez, Navarro-Prado, Montero-Alonso & Schmidt-RioValle, 2014). Dies wäre ein Indiz dafür, dass IF helfen kann, gestörte metabolische Mechanismen zu regulieren. Bestätigt wird dies durch die Studie von Moro et al. (2016), die beschreibt wie in der EG (16/8-Fasten) innerhalb von 8 Wochen Blutzucker- und Insulinspiegel gesenkt und T_3-Spiegel erhöht werden konnten. Diese veränderte Blutzucker- und Hormonsituation spricht für einen positiven langfristigen Effekt von IF hinsichtlich der Gewichtsreduktion und der Gesundheit.

Drei Studien vergleichen ICR mit CCR (Kap. 5.1.2 – 5.1.4) – jede dieser Studien stellt die Kalorienaufnahme in EG und KG gleich. Die Experimente zeigen geringe bis keine Unterschiede innerhalb der Gruppen bezüglich der Gewichtsreduktion oder der labormedizinischen Parameter. Daraus kann man schlussfolgern, dass ICR gegenüber der herkömmlichen stetigen Kalorienreduktion keine Vorteile bietet, sofern die Menge der aufgenommen Nahrungsenergie im Voraus geplant ist und nicht vom Individuum intuitiv gewählt wird. Des Weiteren ist zu erwähnen, dass die Experimentalgruppen der Studien von Appleton und Baker (2015) und von Sundfør, Svendsen & Tonstad (2018) von einem starken Hungergefühl an den Tagen der Kalorienrestriktion berichten. Somit wäre die klassische, stetige, kalorienreduzierte Diät der intermittierenden Kalorienrestriktion vorzuziehen.

6.2.2 Einfluss von IF auf die physische Leistungsfähigkeit

Hinsichtlich der Leistungsfähigkeit sind Fastenformen, bei denen auf Flüssigkeitszufuhr verzichtet wird von anderen Varianten abzugrenzen. Alle drei Studien dieses Reviews, die sich mit Ramadan oder Sunna beschäftigten, zeigten Leistungseinbußen, sowohl in Kraft- als auch in Ausdauertests. Hypohydration, also mangelnde Flüssigkeitszufuhr, führt zu einer Minderung der sportlichen Leistungsfähigkeit und zu einer verschlechterten Regeneration (Maughan & Shirreffs, 2012). Daher ist es fraglich, ob die Ergebnisse dieser drei Studien auf den periodischen Verzicht auf Nahrung oder auf den Flüssigkeitsmangel zurückzuführen sind.

Ebenso ist die Studie von Naharudin & Yusof (2018) nur bedingt aussagekräftig. Die EG ließ in diesem Experiment das Mittagsessen aus, ohne dies in anderen Mahlzeiten zu kompensieren. Die EG befand sich also im Gegensatz zur KG in einem Kaloriendefizit. Dies macht die isolierte Betrachtung der Wirksamkeit von IF unmöglich.

Dannecker et al. (2009) konnten in Blutproben der fastenden EG Verbesserungen von regenerationsrelevanten Parametern feststellen. In Krafttests oder der subjektiven Bewertung des Muskelkaters der Probanden konnten allerdings keine Unterschiede zwischen EG und KG festgestellt werden. Womöglich spielen hier weitere Faktoren eine ausgleichende Rolle, welchen die Studie keine Aufmerksamkeit schenkt. Durch das Fasten und einen anhaltend geringen Insulinspiegel können eventuell Nährstoffe, die zur Regeneration der Muskelzellen dienen, langsamer aufgenommen werden.

Bis auf das Experiment von Moro et al. (2016) beschränken sich die Untersuchungszeiträume der untersuchten Studien auf 4 Tage bis ca. einen Monat. Diese Zeitspannen lassen kaum Adaptionsmechanismen gegenüber der neuen Ernährungsform zu. Athleten ernähren sich aufgrund ihres gesonderten Nährstoffbedarfs mit Hilfe ihrer Trainer im Regelfall durchdacht und führen für Gewöhnlich nur geringe Veränderungen bezüglich der Diät durch. Der plötzliche Sprung zu einem IF-Protokoll kann die empfindliche Balance von Ernährung und Training aus der Bahn werfen. Eine vorübergehende Anpassungsphase könnte Leistungseinbußen mindern.

Anhand der in diesem Review untersuchten Studien kann IF kein positiver Einfluss auf die physische Leistungsfähigkeit attestiert werden.

6.2.3 Einfluss von IF auf die kognitive Leistungsfähigkeit

Sowohl die untersuchte Studie von Harder-Lauridsen, Pederso und Krogh-Madsen (2017), als auch die Metaanalyse von Cherif, Roelands, Meeusen und Chamari (2016) konnten keine Einbußen der Kognition aufgrund von IF feststellen. Die Autoren der Metaanalyse kamen sogar zum Schluss, dass IF die kognitive Leistungsfähigkeit langfristig verbessert. Lediglich kurzfristige Hypoglykämie beeinträchtige die kognitive Leistungsfähigkeit. Es ist zu erwarten, dass die durch das Fasten induzierte Hypoglykämie nur zu Beginn auftritt, da bereits nach wenigen Wochen Adaptionsprozesse stattgefunden haben (Ravussin, Gilmore&Redman, 2016).

Im Gegensatz zur physischen Leistungsfähigkeit, leidet die kognitive Leistungsfähigkeit nicht unter Ramadanfasten. Langfristig scheint IF einen positiven Einfluss auf die Kognition zu haben.

6.2.4 Praktikabilität von IF

In Kapitel 6.2.1 wird bereits erläutert, dass IF eine unterbewusste Reduktion der Nahrungszufuhr hervorrufen kann. Führt IF also zu einer verringerten Energiezufuhr ohne, dass Makronährstoffe oder Lebensmittel begrenzt werden oder ein striktes Kalorienzählen betrieben werden muss, so ist dies eine simple und praktikable Intervention für die Gewichtsregulation. Praktikabel auch deshalb, weil Menschen mit dem Wunsch der Gewichtsreduktion IF, zumindest zu Beginn, ohne weiteres Vorwissen über Ernährungsstrategien und die Nährstoffgehalte verschiedener Lebensmittel betreiben können. Letztendlich ist für jene Personen aber das Aufeinandersetzen mit Grundsätzen der gesunden Ernährung aber unumgänglich. IF kann hier nur als zusätzliches Werkzeug angesehen werden.

Wie in Kapitel 6.1.1 bereits beschrieben, scheint ICR aufgrund von starkem Hungergefühl nicht praktikabel zu sein. Hungermanagement ist im Allgemeinen ein wichtiger Faktor für die Nachhaltigkeit einer Ernährungsform, denn mit je mehr Disziplin eine Ernährungsform verbunden ist, desto kürzer ist die Durchhaltezeit der diätpraktizierenden Person (von Loeffelholz, 2012, S. 301). Die Studie von Appleton und Baker (2015) stellte in der EG (<500kcal/d an zwei aufeinanderfolgenden Tagen der Woche) eine erhebliche Verstärkung des Hungers und Einbußen der Laune, Aufmerksamkeit und Arbeitsleistung fest. Jedoch erstreckte sich diese Studie über einen Zeitraum von lediglich zwei Wochen – es war also wenig Zeit für mögliche Adaptionen der Probandinnen vorhanden. Zu prüfen ist auch, ob die positiven hormonellen Veränderungen während des strikten Fastens (sprich 0 kcal) auch bei kleinen Nahrungsgaben wie bei ICR bestehen oder eliminiert werden.

Grundvoraussetzung für die Anwendbarkeit von IF ist die gesundheitliche Unbedenklichkeit. Darüber hinaus haben Übergewichtige oftmals mit psychosomatischen Symptomen zu kämpfen, die mit Adipositas in Wechselwirkung stehen. Gabel, Hoddy und Varady (2019) bestätigten, dass sich jene Symptome durch IF zumindest nicht verschlechtern. Außerdem konnten sie in keinem der 19 getesteten Blutparameter signifikante Veränderung feststellen. Dies ist ein weiteres Indiz dafür, dass IF gesundheitlich unbedenklich ist. Gleichermaßen konnte keiner der anderen Studien gesundheitliche Beeinträchtigungen im Rahmen von IF beobachten.

Im Zeitmanagement des Menschen bietet IF Vorteile. Weniger oft essen bedeutet weniger Zeitaufwand und längere Phasen der Produktivität. Die Produktivität selbst leidet nach dem Mittagessen oft aufgrund der Umverteilung der Durchblutung vom Gehirn zu den Verdauungsorganen und der Aktivierung des parasympathischen Nervensystems (Drayer, 2017). Dieses umgangssprachlich bezeichnete „Fresskoma" kann durch IF umgangen werden. Im Nüchternzustand konnte Naharudin und Yusof (2018) zumindest was die physische Leistungsfähigkeit angeht, nach einer kurzen Gewöhnungsphase, keine Einbußen gegenüber der KG feststellen.

Letztlich ist anzumerken, dass Studien meist nur den physischen Aspekt des Fastens betrachten. Die Entwürfe wissenschaftlicher Experimente berücksichtigen die alltäglichen Schwierigkeiten nicht, mit denen Personen, die abnehmen möchten, zu kämpfen haben. So ist zum Beispiel fraglich, inwiefern Freunde und Verwandte Verständnis aufbringen, wenn man auf das gemeinsame Abendessen verzichtet. Außerdem könnte das unbewusste Fastenbrechen durch einen kleinen Snack oder Zucker im Kaffee zu Frustration führen. Es bedarf bei IF – zumindest in der Gewöhnungsphase – einem hohen Maße an Disziplin.

6.3 Ausblick

Die in diesem Review betrachteten Studien belegen den Einfluss von IF auf den menschlichen Körper. Grundlegende Aussagen und Schlussfolgerungen aus den Forschungsberichten sind lediglich Ausgangspunkt zur weiteren Forschung an IF. So bleibt, wie bereits beschrieben, die Frage nach der dauerhaften Praktikabilität von IF offen. Experimente oder Beobachtungen über längere Zeiträume sind hierfür unumgänglich. Weitere interessante Punkte sind: Wie verhält sich IF in Kombination mit bekannten Ernährungsformen wie der ketogenen Diät, Veganismus oder Paleo? Ist IF für Kinder und schwangere Frauen sicher? Kann IF bei Essstörungen helfen oder ruft es möglicherweise Essstörungen hervor?

Letztlich bleibt anzumerken, dass IF bezüglich dessen Verbreitung gegenüber anderen Ernährungsformen einen entscheidenden Nachteil hat. Der Bekanntheitsgrad von IF ist einzig und allein von dessen Wirksamkeit abhängig. Populäre Ernährungsformen werden meist von Firmen beworben, die mit dem Verkauf von spezifischen Produkten (low carb, low fat, vegan, usw.) wirtschaftlichem Interesse nachgehen. Bis auf Bücher kann mit keinem Produkt vom Fasten der Menschen Profit erzielt werden.

7 Zusammenfassung

Zwischen der Ernährung des Menschen und dessen Gewicht sowie seiner Leistungsfähigkeit bestehen unumstrittene Zusammenhänge. Verschiedenste Diäten und Ernährungsformen sind oder waren zeitweise populär. Doch inwiefern spielt der Zyklus der Nahrungsaufnahme hierbei eine Rolle? Intermittierendes Fasten (IF) ist weniger eine Diät, mehr ein zeitliches Protokoll der Nahrungsaufnahme, bei dem Zeiten der Nahrungsabstinenz oder Nahrungsrestriktion auf Zeiten der Nahrungsaufnahme folgen. Dieses Review betrachtet 14 Studien und Metaanalysen hinsichtlich der Forschungsfrage. Die Forschungsberichte wurden via PubMed durch mehrere Suchvorgänge zusammengetragen und zusammengefasst. Tägliches Fasten führt, sofern die Nahrungsaufnahme vom Individuum selbstbestimmt ist, zu einer verminderten Nahrungsaufnahme und somit zum Gewichtsverlust (Alsubheen et al., 2017 und Gabel, Hoddy & Varady, 2019). Intermittierende Kalorienrestriktion (ICR) hat gegenüber kontinuierlicher Kalorienrestriktion (CCR) kaum Vorteile. Aufgrund von erhöhtem Hungergefühl ist diese Ernährungsform gegenüber der klassischen CCR womöglich weniger nachhaltig (Appleton und Baker, 2015). IF nach 16/8-Schema, also 16-stündige Nahrungsabstinenz, hat positive Auswirkungen auf Insulin- und Blutzuckerspiegel und kann somit positiv zur langfristen Gesundheit und Gewichtsregulation beitragen. Ramadan- oder Sunnafasten, bei denen zusätzlich auf Flüssigkeitszufuhr verzichtet wird, wirken sich negativ auf verschiedene Aspekte der physischen Leistungsfähigkeit aus (Cherif et al., 2016 und Brisswalter et al., 2011). Für Leistungssportler bedarf IF einer gewissen Zeit der Adaption, um die ursprüngliche Leistungsfähigkeit wieder zu erreichen (Naharudin & Yusof, 2018). IF hat positiven Einfluss auf regenerationsrelevante Blutparameter, deren Auswirkung allerdings in praktischen Tests nicht nachweisbar ist (Dannecker et al., 2013). In einer Metaanalyse von 149 Studien kommen Cherif, Roelands, Meeusen und Chamari (2016) zu dem Schluss, dass IF die kognitive Leistungsfähigkeit durch die Verbesserung von Nervenfunktionen steigert, jedoch mögliche akute Unterzuckerung während des Fastens die Kognition beeinträchtigt.

IF scheint, je nach Variante, eine interessante Ernährungsform zur Gewichtsregulation darzustellen. Ob IF für Leistungssportler vorteilhaft ist, ist durch längere Studien zu bewerten, die eine Anpassung an die neue Ernährungsform ermöglichen. Kurzfristiges Fasten, wie beim Ramadan, wirkt sich negativ auf verschiedene Formen der Leistungsfähigkeit aus.

Literaturverzeichnis

Amigo, I. & Kowaltowski A. J. (2014).Dietary restriction in cerebral bioenergetics and redox state.*Redox Biology, 2*, 296-304.

Anderson, J. (2000). A Role for Nitric Oxide in Muscle Repair: Nitric Oxide–mediated Activation of Muscle Satellite Cells. *Molecular Biology of the Cell,11 (5), 1859–1874.*

Andreae, S., Avelini, P., Berg, M., Blank, I. & Burk, A. (2008). *Lexikon der Krankheiten und Untersuchungen.* Stuttgart: Thieme.

Antoni, R., Johnston, K. L., Collins, A. L. & Robertson, M. D. (2018). Intermittent v. continuous energy restriction: differential effects on postprandial glucose and lipid metabolism following matched weight loss in overweight/obese participants. *The British Journal of Nutrition, 119 (5),* 507-516.

Appleton, K. M, & Baker, S. (2015). Distraction, not hunger, is associated with lower mood and lower perceived work performance on fast compared to non-fast days during intermittent fasting. *Journal of Health Psychology, 20 (6),* 702-711.

Aronoff, S. L., Berkowitz, K. & Shreiner, B. (2004). Glucose Metabolism and Regulation: Beyond Insulin and Glucagon. *Diabetes Spectrum, 17,* 183-190.

Asubheen, S. A., Ismail, M., Baker, A., Blair, J., Adebayo, A., Kelly, L. et al. (2017).The effects of diurnal Ramadan fasting on energy expenditure and substrate oxidation in healthy men. *The British Journal of Nutrition, 118 (2),* 1023-1030.

Baer-Krause, J., Illner, R. (2011).*Liegt der Ramadan eigentlich immer im Sommer?* Zugriff am 16.08.2019. Verfügbar unter: https://www.religionen-entdecken.de/eure_fragen/ist-ramadan-immer-im-sommer

Backes, G. (2018). Heilfasten, Basenfasten, Intervallfasten – ein Überblick. *DGEinfo, 2,* 18-25.

Baron Biosystems. (2019). *Time to Exhaustion.* Zugriff am 27.09.19. Verfügbar unter: http://baronbiosys.com/glossary/time-to-exhaustion

Bar-Or, O. (1987). The Wingate Anaerobic Test An Update on Methodology, Reliability and Validity. *Sports Medicine, 4 (6),* 381-394.

Bidlingmaier, M. (2019). C-Peptid. In A. M. Gressner & T. Arndt (Hrsg.), *Lexikon der Medizinischen Laboratoriumsdiagnostik*. Heidelberg: Springer.

Brisswalter, J., Bouhlel, E., Falola, J. M., Abbiss, C. R., Vallier, J. M. & Hausswirth, C. (2011). Effects of Ramadan intermittent fasting on middle-distance running performance in well-trained runners.*Clinical Journal of Sport Medicine, 21 (5)*, 422-427.

Bruss, M. D., Khambatta, C. F., Ruby, M. A., Aggarwal, I. & Hellerstein, M. K (2010). Calorie restriction increases fatty acid synthesis and whole body fat oxidation rates. *American journal of physiology, endocrinology and metabolism, 298 (1)*, 108-116.

Cerquiera, F. M., Chausse, B., Kowaltowski, A. J. (2017). Intermittent Fasting Effects on the Central Nervous System: How Hunger Modulates Brain Function. *Handbook of Famine, Starvation, and Nutrient Deprivation*, 1-18.

Chaouachi, A., Coutts, A. J., Chamari, K., Wong, P., Chaouachi, M., Chtara., M. et al. (2009). Effect of Ramadan intermittent fasting on aerobic and anaerobic performance and perception of fatigue in male elite judo athletes.*Journal of Strength and Conditioning Research, 23 (9)*, 2702-2709.

Cherif, A., Meeusen, R., Farooq, A., Ryu, J., Fenneni, M. A., Nikolovski, Z. et al. (2017). Three Days of Intermittent Fasting: Repeated-Sprint Performance Decreased by Vertical-Stiffness Impairment. *International Journal of Sports Physiology and Performance, 12 (3)*, 287-294.

Cherif, A., Roelands, B., Meeusen, R. & Chamari, K. (2016).Effects of Intermittent Fasting, Caloric Restriction, and Ramadan Intermittent Fasting on Cognitive Performance at Rest and During Exercise in Adults.*Sports Medicine, 46 (1)*, 35-47.

Dannecker, E. A., Liu, Y., Rector, R. S., Thomas, T. R., Sayers, S. P., Leeuwenburgh, C. et al. (2013). The effect of fasting on indicators of muscle damage.*Experimental gerontology, 48 (10)*, 1101-1106.

de Toledo, W., Buchinger, A., Burggrabe, H., Gaisbauer, M., Hölz, G., Kronsteiner, W. et al. (2002). Leitlinien zur Fastentherapie. *Forschende Komplementärmedizin Klassischer Naturheilkunde, 9*, 189–198.

Deutsche Adipositas Gesellschaft e.V. (2012). *Über Adipositas – Definition*. Zugriff am 30.09.19. Verfügbar unter: https://www.adipositas-gesellschaft.de/index.php?id=39

Dishman, R. K., Berthoud, H. R., Booth, F. W., Cotman C. W., Edgerton V. R., Fleshner, M. R. et al. (2014). Neurobiology of exercise.*Obesity, 14 (3)*, 345-356.

Draelos, M. T., Jacobson, A. M., Weinger, K., Widom, B., Ryan, C. M., Finkelstein, D. M. et al. (2014).Cognitive function in patients with insulin-dependent diabetes mellitus during hyperglycemia and hypoglycemia.*The American journal of medicine, 98 (2)*, 135-144.

Drayer, L. (2017).*Are 'food comas' real or a figment of your digestion?*Zugriff am 26.10.19. Verfügbar unter: https://edition.cnn.com/2017/02/03/health/food-comas-drayer/index.html

Elger, R. (2018). *Kleines Islam-Lexikon. Geschichte – Alltag – Kultur.* München: C. H. Beck.

Elmadfa, I. & Leitzmann, C. (2015). *Ernährung des Menschen.* Stuttgart: Eugen Ulmer.

Fletcher, K. (2017). *Can you eat just one meal a day?* Zugriff am 16.08.2019. Verfügbar unter: https://www.medicalnewstoday.com/articles/320125.php

Fu, Y., Luo, N., Klein, R. L. & Garvey, W. T. (2005). Adiponectin promotes adipocyte differentiation, insulin sensitivity, and lipid accumulation. *Journal of lipid research, 46 (7), 1369-1379.*

Gabel, K., Hoddy, K. K. & Varady, K. A. (2019). Safety of 8-h time restricted feeding in adults with obesity. *Applied Physiology, Nutrition, and Metaboliosm, 44 (1)*, 107-109.

Gimbel, B. (2014). *Körpermanagement.*Heidelberg: Springer.

Guerrero-Morilla, R., Ramírez-Rodrigo, J., Ruiz-Villaverde, G., Sánchez-Caravaca, M. A., Pérez-Moreno, B. A. & Villaverde-Gutiérrez, C. (2013).Endocrine-metabolic adjustments during Ramadan fasting in young athletes.*Archivos Latinoamericanos de Nutricio, 63 (1)*, 14-20.

Haber, P. (2018). *Leitfaden zur medizinischen Trainingsberatung - Rehabilitation bis Leistungssport.* Berlin: Springer.

Harris, L., Hamilton, S., Azevedo, L. B., Olajide, J., De Brun, C., Waller, G. et al. (2018). Intermittent fasting interventions for the treatment of overweight and obesity in adults aged 18 years and over: a systematic review and meta-analysis. *JBI Database of Systematic Reviews and Implementation Reports, 16 (2)*, 507-547.

Harder-Lauridsen, N. M., Rosenberg, A., Benatti, F. B., Damm, J. A., Thomsen, C., Mortensen, E. L. et al. (2016). Ramadan model of intermittent fasting for 28 d had no major effect on body composition, glucose metabolism, or cognitive functions in healthy lean men. *Nutrition, 37,* 92-103.

Heilbronn, L. K., Smith, S. R., Martin, C. K., Anton S. D. & Ravussin, E. (2005). Alternate-day fasting in nonobese subjects: effects on body weight, body composition, and energy metabolism. *The American Journal of Clinical Nutrition, 81 (1),* 69-73.

Hubl W. (2019).Triiodthyronin, freies.In A. M. Gressner & T. Arndt (Hrsg.), *Lexikon der Medizinischen Laboratoriumsdiagnostik. (S. 2253).* Berlin: Springer.

Ho, K. Y., Vedlhuis, J. D., Johnson, M. L., Furlanetto, R., Evans, W. S., Alberti, K.G. et al. (1988). Fasting enhances growth hormone secretion and amplifies the complex rythythms of growth hormone secretion in man. *The Journal of Clinical Investigation, 81 (4),* 968-975.

Horne, B. D., Muhlestein, J. B. & Anderson, J. L. (2015). Health effects of intermittent fasting: hormesis or harm? A systematic review.*American Journal of Clinical Nutrition, 102 (2),* 464-470.

Hötting, K. (2012). Neuronale Plastizität – Wie das menschliche Gehirn durch Erfahrung geformt wird. Zugriff am 05.10.2019. Verfügbar unter: https://www.zfw.uni-hamburg.de/kontaktstudium/programm/vortragsarchiv/hoetting.pdf

Howatson, G. & Someren, K. A. (2008).The prevention and treatment of exercise-induced muscle damage.*Sports Medicine, 38 (6),* 483-503.

Hübl, W. (2005). *Blutzucker (Blutglucose) – Übersicht.* Zugriff am 20.09.19. Verfügbar unter: http://www.diabetes-rhein-erftkreis.de/pdf-dateien/downloads/pdf_lbef_blutzucker.pdf

Ipsos. (2018). *Haben Sie bereits einmal eine Diät zur Reduzierung des Körpergewichts ausprobiert?* In Statista – das Statistikportal. Zugriff am 23..09.19. Verfügbar unter: https://de.statista.com/statistik/daten/studie/959934/umfrage/umfrage-zur-teilnahme-an-diaetprogrammen-nach-laendern-weltweit/

Jecklin, E. (2001). *Arbeitsbuch Anatomie und Physiologie.* München: Urban & Fischer.

Knaepen, K., Goekint, M., Heyman, E. M. & Meeusen R. (2010). Neuroplasticity - exercise-induced response of peripheral brain-derived neurotrophic factor: a systematic review of experimental studies in human subjects. *Sports medicine, 40 (9),* 765-801.

Korczak, D. & Krister, C. (2013). Wirksamkeit von Diäten zur nachhaltigen Gewichtsreduktion bei Übergewicht und Adipositas. *Health Technology Assessment (HTA) - In der Bundesrepublik Deutschland,* 127.

Kleine, D. & Rossmanith, W. (2014). *Hormone und Hormonsysteme – Lehrbuch der Endokrinologie.* Berlin: Springer.

Lapchak, P. A., Araujo, D. M. & Hefti, F. (1993). Systemic interleukin-1 beta decreases brain-derived neurotrophic factor messenger RNA expression in the rat hippocampal formation. *Neuroscience, 53 (2),* 271-301.

Leger, L., Mercier, D., Gadoury, C. & Lambert, J. (1988).The multistage 20 metre Shuttle Run test for aerobic fitness.*Journal of Sports Science, 6 (2),* 93-101.

López-Bueno, M., González-Jiménez, E., Navarro-Prado, S., Montero-Alonso, M. A. & Schmidt-RioValle, J. (2014). Influence of age and religious fasting on the body composition of Muslim women living in a westernized context. *Nutrition hospitalaria, 31 (3),* 1067-1073.

Mache, S., Harth, V. (2017). Kognitive Leistungsfähigkeit von älteren Beschäftigten erhalten und fördern. *Zentralblatt für Arbeitsmedizin, Arbeitsschutz und Ergonomie, 5,* 286.

Malinowski, B., Zalewska, K., Wesierska, A., Sokolowska, M. M., Socha, M., Liczner, G. et al. (2019). Intermittent Fasting in Cardiovascular Disorders - an Overview.*Nutrients, 11 (3),* 673.

Martin, B., Mattson, M. P. & Maudsleya, C. (2006). Caloric restriction and intermittent fasting: Two potential diets for successful brain aging. *Ageing Research Reviews, 5 (3),* 332–353.

Mattes, K., Manzer, S., Ritthaler, V., Reischmann, M. & Buckwitz, R. (2018).Vertical Stiffness, Jumps and Sprint Kinematics of Well-Trained Youth Female and Male Sprinters.*Biology of Exercise, 14 (2),* 1-14.

Mattson, M. P., Longo, V. D. & Harvie, M. (2017).Impact of intermittent fasting on health and disease processes.*Ageing Research Reviews, 39,* 46-58.

Mattson, M. P. (2008). Glutamate and neurotrophic factors in neuronal plasticity and disease.*Annals of the New York Academy of Sciences, 1144,* 97-112.

Maughan, R. J., Shirreffs, S. M. (2012). Hydration and performance during Ramadan.*Journal of Sports Science, 30,* 33-41.

Meeusen, R. (2014). Exercise, nutrition and the brain.*Sports Medicine, 44 (1),* 47-56.

Meyer, T. (2004). Der Respiratorische Quotient (RQ). *Deutsche Zeitschrift für Sportmedizin, 1 (54),* 29-30.

Moresi, V., Garcia-Alvarez, G., Pristerà, A., Rizzuto, E., Albertini, M. C., Rocchi, M. et al. (2009).Modulation of Caspase Activity Regulates Skeletal Muscle Regeneration and Function in Response to Vasopressin and Tumor Necrosis Factor. *LoS ONE 4(5),* 1-18.

Moro, T., Tinsley, G., Bianco, A., Marcolin, G., Pacelli, Q. F., Battaglia, G. et al. (2016).Effects of eight weeks of time-restricted feeding (16/8) on basal metabolism, maximal strength, body composition, inflammation, and cardiovascular risk factors in resistance-trained males.*Journal of Translational Medicine, 14 (1),* 290.

Naharudin, M. N. B. & Yusof, A. (2018).The effect of 10 days of intermittent fasting on Wingate anaerobic power and prolonged high-intensity time-to-exhaustion cycling performance.*European Journal of Sports Sciene, 18 (5),* 667-676.

Nestlé (2009). *Wesentliche Fakten zum Frühstücksverhalten.* Zugriff am 05.09.19. Verfügbar unter: https://www.nestle.de/sites/g/files/pydnoa391/files/asset-library/documents/medien/medieninformationen/2014/2014-11-18-factsheet-umfrage-deutschland-verzichtet-auf-fruehstueck.pdf

Nuttall, F. Q. (2015). Body Mass Index – Obesity, BMI, and Health: A Critical Review. *Nutrition Today, 50 (3),* 117–128.

Oosterman, J. E., Kalsbeek, A., la Fleur, S. E & Belsham, D. D. (2015). Impact of nutrients on circadian rhythmicity.*American Journal of Physiologie, 308 (5),* 337-350.

Owens, D. J., Twist, C., Cobley, J. N., Howatson, G. & Close, G. L. (2019). Exercise-induced muscle damage: What is it, what causes it and what are the nutritional solutions? *European Journal of Sport Science, 19 (1)*, 71-85.

Patterson, R. E., Laughlin, G. A., Sears, D. D., LaCroix, A. Z., Marinac, C., Gallo, L. C. et al. (2015). Intermittent Fasting and Human Metabolic Health.*Journal of the Academy of Nutrition and Dietetics, 115 (8)*, 1203-1212.

Patterson, R. E., Sears, D. D. (2017). Metabolic Effects of Intermittent Fasting.*Annual Review of Nutrition, 37*, 371-393.

Rall, B. (2017). Mach mal ne Pause – Intervallfasten als aktueller Diättrend. *Deutsche Apotheker Zeitung, 3*, 58.

Ravussin, E. L., Gilmore, A. L. & Redman, M. (2016). Calorie Restriction in Humans: Impact on Human Health. *Molecular Basis of Nutrition and Aging*, 677-692.

Schmidt, F. S., Lang, F. & Heckmann, M. (2011). *Physiologie des Menschen.* Heidelberg: Springer.

Schübel, R., Graf, M. E., Nattenmüller, J., Nabers, D., Sookthai, D., Gruner, L. F. et al. (2016). The effects of intermittent calorie restriction on metabolic health: Rationale and study design of the HELENA Trial. *Contemporary Clinical Trials, 51*, 28-33.

Schübel, R. (2018). *The effects of intermittent calorie restriction on metabolic health among overweightand obese individuals: a randomized controlled trial.*Zugriff am 24.09.19. Verfügbar unter: https://archiv.ub.uni-heidelberg.de/volltextserver/24834/

Statistisches Bundesamt. (2017). *Mikrozensus - Körpermaße der Bevölkerung 2017.* InStatista – das Statistikportal. Zugriff am 23.09.19. Verfügbar unter: https://de.statista.com/statistik/studie/id/14790/dokument/uebergewicht-und-adipositas-statista-dossier/

Sundfør, T. M., Svendsen, M. & Tonstad, S. (2018). Effect of intermittent versus continuous energy restriction on weight loss, maintenance and cardiometabolic risk: A randomized 1-year trial. *Nutrition, Metabolism and cardiovascular deseases: NMCD, 28 (7)*, 698-706.

Tinsley, G. M., Moore, M. L. & Graybeal, A. J. (2018).Reliability of hunger-related assessmeints during 24-hour fasts and their relationship to body composition and subsequent energy compensation.*Physiologie & Behaviour, 188,* 221-226.

Vasconcelos, A. R., Yshii, L. M., Viel, T. A., Buck, H. S., Mattson. M.P., Scavone C. et al. (2014). Intermittent fasting attenuates lipopolysaccharide-induced neuroinflammation and memory impairment. *Journal of neuroinflammation, 11,* 85.

Vaynman, S., Ying, Z., Wu, A. & Gomez-Pinilla, F. (2006).Coupling energy metabolism with a mechanism to support brain-derived neurotrophic factor-mediated synaptic plasticity.*Neuroscience, 139 (4),* 1221-1234.

Veselinović, T. (2014). Glukosetoleranz. In M. A. Wirtz (Hrsg.), *Dorsch – Lexikon der Psychologie (S. 684).* Bern: Hogrefe.

von Loeffelholz, C. (2012). *Ernährungsstrategien in Kraftsport & Bodybuilding.* Arnsberg: Novagenics.

Volz, H., Kasper, S., Möller, H., Sachs, G. & Höse, A. (2000). *Die Rolle der Kognition in der Therapie Schizophrener Störungen.* Wiesbaden: Deutscher Universitätsverlag.

Warren, R. E. & Frier, B. M. (2005). Hypoglycemia and cognitive function. *Diabetes, Obesity & Metabolism, 7 (5),* 493-503.

Weineck, J. (2010). *Optimales Training. Leistungsphysiologische Trainingslehre unter besonderer Berücksichtigung des Kinder- und Jugendtrainings.* Erlangen: Spitta.

Winkler, S., Picó, C. & Ahrens, W. (2010). Physiologische Mechanismen in der Entwicklung von Adipositas. *Bundesgesundheitsblatt - Gesundheitsforschung – Gesundheitsschutz, 53,* 681–68.

Wirtz, M. A. (Hrsg). (2014). *Dorsch – Lexikon der Physiologie.* Bern: Hogrefe.

Wittig, F., Hummel, E., Wenzler, G. & Heuer, T. (2017). Energy and macronutrient intake over the course of the day of German adults: A DEDIPAC-study. *Appetite, 114,* 125-136.

Wonisch, M., Hofmann, P., Förster, H., Hörtnag, H. & Ledl-Kurdowski, E. (2017). *Kompendium der Sportmedizin - Physiologie, Innere Medizin und Pädiatrie.* Berlin: Springer.

World Health Organization (1995). Physical status: The use and interpretation of anthropometriy. *WHO Technical Report Series,* 854.

World Health Organization (2000). Obesity: preventing and managing the global epidemic. *WHO Technical Report Series,* 894.

Tabellenverzeichnis

Tab. 1: Handlungsabfolge der Literaturauswahl zum Thema „Einfluss von IF auf die Körperzusammensetzung" in PubMed 13

Tab. 2: Handlungsabfolge der Literaturauswahl zum Thema „Einfluss von IF auf die physische Leistungsfähigkeit" in PubMed 15

Tab. 3: Anzahl der Ergebnisse je Variante von IF 15

Tab. 4: Handlungsabfolge der Literaturauswahl zum Thema „Einfluss von IF auf die kognitive Leistungsfähigkeit" in PubMed 17

Tab. 5: Übersicht der vorgestellten Studien zum Thema "Einfluss von IF auf die Körperzusammensetzung" 20

Tab. 6: Übersicht der Ergebnisse zum Thema "Einfluss von IF auf die Körperzusammensetzung" 21

Tab. 7: Prä- und Postmessungen von EG und KG (modifiziert nach Alsubheen et al., 2017) 22

Tab. 8: Durchschnittliche Veränderungen im Körpergewicht (modifiziert nach Schübel, 2018) 22

Tab. 9: Prä- und Postmessungen beider Gruppen (modifiziert nach López-Bueno, González-Jiménez, Navarro-Prado, Montero-Alonso & Schmidt-RioValle, 2014) 24

Tab. 10: Bewertungsergebnisse der Probandinnen (modifiziert nach Appleton & Baker, 2015) 25

Tab. 11: Übersicht der vorgestellten Studien zum Thema "Einfluss von IF auf die physische Leistungsfähigkeit" 28

Tab. 12: Übersicht der Ergebnisse zum Thema "Einfluss von IF auf die physische Leistungsfähigkeit" 29

Tab. 13: Zeitpunkte der Mahlzeiten und prozentualer Anteil der täglichen Kalorienmenge für EG und KG (modifiziert nach Moro et al., 2016) 30

Tab. 14: Mittelwerte der Datenerhebung und Signifikanzwerte zu anthropometrischen Messungen und Krafttests in EG und KG (modifiziert nach Moro et al., 2016) 31

Tab. 15: Prä- und Postmessungen von Blutparametern in EG und KG (modifiziert nach Moro et al., 2016) 31

Tab. 16: Durchschnittliche leistungsspezifische Ergebnisse der Kontroll- und Interventionsmessung (modifiziert nach Cherif et al., 2016) 32

Tab. 17: Tagesablauf der Studienteilnehmer (Naharudin & Yusof, 2018) 33

Tab. 18: Messwerte an Tag 0 und Tag 10 des Experiments (modifiziert nach Naharudin & Yusof, 2018) 34

Tab. 19: Übersicht der vorgestellten Studien zum Thema "Einfluss von IF auf die kognitive Leistungsfähigkeit" 37

Tab. 20: Übersicht der Ergebnisse zum Thema "Einfluss von IF auf die kognitive Leistungsfähigkeit" 37